Enrique Núñez-Márquez
Eugenio Velasco-Ortega
Iván Ortiz-García

RUGOSIDAD Y ESTRÉS RESIDUAL EN LOS IMPLANTES ARENADOS

Enrique Núñez-Márquez
Eugenio Velasco-Ortega
Iván Ortiz-García

RUGOSIDAD Y ESTRÉS RESIDUAL EN LOS IMPLANTES ARENADOS

Cómo influyen estos factores en el comportamiento a largo plazo de los implantes dentales

PUBLICIA

Imprint
Any brand names and product names mentioned in this book are subject to trademark, brand or patent protection and are trademarks or registered trademarks of their respective holders. The use of brand names, product names, common names, trade names, product descriptions etc. even without a particular marking in this work is in no way to be construed to mean that such names may be regarded as unrestricted in respect of trademark and brand protection legislation and could thus be used by anyone.

Cover image: www.ingimage.com

Publisher:
PUBLICIA
is a trademark of
Dodo Books Indian Ocean Ltd., member of the OmniScriptum S.R.L Publishing group
str. A.Russo 15, of. 61, Chisinau-2068, Republic of Moldova Europe
Printed at: see last page
ISBN: 978-3-639-55231-7

INFLUENCIA DE LA RUGOSIDAD Y EL ESTRÉS RESIDUAL SOBRE LA FATIGA DE LOS IMPLANTES DENTALES CON SUPERFICIE ARENADA

ENRIQUE NÚÑEZ MÁRQUEZ
EUGENIO VELASCO ORTEGA
IVÁN ORTIZ GARCÍA

INDICE

INTRODUCCIÓN	1
1. **Oseointegración**	2
2. **Cicatrización interfase hueso-implante**	3
2.1. Sangrado y coagulación	4
2.2. Degradación del coágulo	5
2.3. Formación del tejido granular	6
2.4. Remodelado óseo	6
3. **Superficies de implantes**	9
4. **Implantes con superficies arenadas**	11
4.1. Estudios *in vitro*	13
4.2. Estudios *in vivo*	22
4.3. Estudios clínicos	32
5. **Características topográficas de las superficies arenadas**	39
PLANTEAMIENTO DEL PROBLEMA	44
MATERIAL Y METODOS	48
1. **Tratamiento de superficie de los implantes**	49
2. **Microscopía electrónica de barrido (MEB)**	49
3. **Energía dispersiva de rayos X (EDX)**	50
4. **Interferometría de luz blanca**	50
5. **Estrés residual**	52
6. **Test de fatiga cíclica**	52
7. **Método estadístico**	54
RESULTADOS	55
1. **Superficie de los implantes**	56

2. **Rugosidad de la superficie de los implantes** 57
3. **El estrés residual de la superficie de los implantes** 58
4. **La fatiga cíclica de los implantes** 59

DISCUSION 61
1. **Superficie de los implantes** 62
2. **El estrés residual de los implantes** 67
3. **La carga cíclica de los implantes.** 70

CONCLUSIONES 78

BIBLIOGRAFIA 81

INTRODUCCIÓN

1. OSEOINTEGRACIÓN

Los implantes oseointegrados son ampliamente utilizados en la clínica dental, y han permitido avances considerables en la cirugía oral y maxilofacial. A día de hoy, representa una de las opciones que aporta mayor tasa de éxito, predictibilidad y ventajas, permitiendo la rehabilitación de pacientes con edentulismo unitario, múltiple o total [1].

La estabilidad del implante es fundamental para el éxito, y se determina por la cantidad y la calidad biomecánica de tejido óseo de alrededor. Branemark y cols [2], en la década de los 60 introdujeron el término de oseointegración para referirse a la aceptación y anclaje de los implantes de titanio insertados en el hueso maxilar. En este sentido, la oseointegración fue definida como la conexión firme, estable y duradera entre un implante sujeto a carga y el hueso que lo rodea, con capacidad de soportar las cargas fisiológicas normales, sin deformación excesiva y sin dar inicio a mecanismos de rechazo [2-3].

En una adecuada oseointegración, existe una aceptación del implante por los tejidos vivos, una aposición íntima de hueso nuevo recién formado en congruencia con el implante, incluyendo las irregularidades de la superficies; y microscópicamente, no se observa tejido conjuntivo o fibroso en la interfase hueso-implante [2-3]. El éxito de la cicatrización en la interfase hueso-implante dental depende de factores biológicos y sistémicos del paciente, del diseño del implante y su superficie, la distribución de cargas entre hueso e implante, y el procedimiento quirúrgico para su colocación. A parte, dos fenómenos adicionales son de vital importancia: la osteoinducción y la osteoconducción [4-7].

La osteoinducción es el acúmulo de células madres que de alguna forma son estimuladas a proliferar como células formadoras de matriz ósea. Si estas células logran colonizar la superficie del implante dental, entonces se dice que esta superficie es osteoinductiva [4-6]. La osteoconducción es la formación de hueso sobre la superficie del implante. Este fenómeno depende de la biocompatibilidad del material del cual está fabricado el implante, y de las características de su superficie [7].

2. CICATRIZACIÓN INTERFASE HUESO-IMPLANTE

Es fundamental conocer el proceso por el cual se produce la cicatrización y formación de hueso nuevo en torno a los implantes, ya que varias de las modificaciones que estos sufren en su superficie, son para actuar directamente en alguno de los puntos de este fenómeno.

En general, el hueso es un tipo de tejido conectivo caracterizado por su matriz extracelular mineralizada. Esta matriz está formada por fibra de colágeno, iones de calcio y fosfato, y proteoglicanos que son depositados en forma de hidroxiapatita y glicoproteínas [8]. Su composición proporciona una reserva corporal de minerales involucrados en los procesos homeostáticos, y gracias al uso de estas reservas y a las cargas externas a las que es sometido, el hueso se encuentra en una constante dinámica de crecimiento, reabsorción y deposición [9-10].

Esta dinámica permite que tras una lesión, el hueso se recupere condicionado por las cargas externas a las que se somete, alcanzando su completa adaptación anatómica y funcional [9]. A la recuperación tras una lesión ósea se le conoce como proceso de cicatrización ósea, y la ley que gobierna la adaptación del hueso a las cargas externas es la ley de Wolf [11].

Tras una lesión, como la producida por la inserción de un implante dental, la matriz ósea mineralizada se recupera siguiendo cuatro etapas, cada una asociada a un evento biológico característico [12].

2.1. SANGRADO Y COAGULACIÓN

Es normal que se presente sangrado por la lesión que se causa a los tejidos blandos y duros durante la inserción de un implante dental. Este sangrado es el punto de partida de una serie de eventos biológicos que concluyen con la formación de la interfase hueso-implante. Con el sangrado se forma un coágulo, el cual al degradarse posteriormente, permite la recuperación de estructuras vasculares y la formación de una nueva red fibrilar de tejido conectivo primario, denominado tejido granular [13-14].

La sangre contiene glóbulos rojos, leucocitos y plaquetas. Los leucocitos son los encargados de iniciar la respuesta inmunológica, mientras que las plaquetas se encargan de detener el flujo de sangre tas la lesión [15]. Las plaquetas contienen un amplio número de glicoproteínas (GP), un denso sistema tubular y dos tipos de gránulos; los gránulos densos contienen adenosina, serotonina e histamina; y los gránulos "a" contienen factor de von Willebrand (vWF), el factor de crecimiento derivado de las plaquetas (PDGF), el factor de crecimiento transformante (TGF-β), y una proteína conocida como fibrinógeno. Estos factores participan en funciones de adhesión y proliferación celular [6, 16].

Las plaquetas mediante las glicoproteínas se adhieren a través de puentes de unión con el factor vWf y el fibrinógeno a la microtextura de la superficie de los implantes, lo que sugiere que los implantes con topografía superficial rugosa presentan una mayor adhesión que los implantes con topografía superficial lisa. Además el contacto de la sangre con la superficie del implante crea sobre esta una capa de proteínas, denominadas integrinas, que permite que las células se unan a la superficie del implante, se desplacen sobre él, proliferen y se diferencien. Finalmente las plaquetas se adhieren entre sí y forman un coagulo de fibrina [6, 16, 17].

2.2. DEGRADACIÓN DEL COÁGULO

Se produce un proceso conocido como fibrinólisis, que mediante la acción enzimática de la plasmina degrada la fibrina del coágulo y otras glicoproteínas de la matriz extracelular. A parte, la plasmina estimula la activación en las células endoteliales de las metaloproteinasas de la matriz (MMPs), que son una familia de enzimas que degradan los componentes orgánicos insolubles de la matriz extracelular, entre ellos el colágeno, y proporcionan un efecto de diferenciación de células óseas gracias a la liberación de moléculas de señalización contenidas en los residuos de la degradación. La activación de las MMPs dispara una cascada de activación esencial para la migración celular, liberación y activación de factores de crecimiento, y la regeneración tisular [14, 18-19]. Conjuntamente neutrófilos y macrófagos eliminan el hueso lesionado en la inserción del implante y los desechos de fibrina. Se inicia a la vez el reclutamiento de células fibrogénicas y se forman nuevos capilares que iniciaran la formación del tejido granular [14, 20].

2.3. FORMACIÓN DEL TEJIDO GRANULAR

Alrededor del cuarto día de cicatrización, un proceso conocido como fibroplasia reemplaza el coágulo de fibrina por una nueva matriz extracelular compuesta en gran medida por nuevos capilares, macrófagos, fibroblastos y tejido conectivo laxo [14]. Esta nueva matriz facilita la migración de las células osteoprogenitoras [12], estimuladas por los factores PDGF y TGF-β [6] y por el factor de crecimiento de fibroblastos (FGF), producido por macrófagos, monocitos, células mesenquimales y osteoblastos [20].

Se produce una arteriogénesis, que causa la expansión o ramificación de los vasos sanguíneos existentes a partir de la formación de vasos colaterales con los que se recupera el suministro de sangre en la zona de la lesión [21].

2.4. REMODELADO ÓSEO

Terminado el proceso de recuperación de suministro de sangre, empieza el proceso de recambio de la matriz provisional de tejido conectivo sintetizada por las células osteoprogenitoras que culmina con la formación de hueso nuevo [9]. La recuperación de tejido óseo se inicia unos 21 días después de la lesión, pero las células osteoprogenitoras comienzan a aparecer incluso en el tercer día [9,20]. Su aparición está asociada a la diferenciación hematopoyética de células madre activada por las proteínas morfogénicas de hueso (BMP) producidas por las células mesenquimales y fibroblastos [22].

Una serie de proteínas se encargan de trasmitir la señal de las BMPs al núcleo de las células madre y la expresión en ellas del factor Cbfa-

1/Runx-2, encargado de activar el genotipo osteogénico. Esto conduce a la diferenciación final de los osteoblastos, encargados de secretar los compuestos de la nueva matriz ósea y regular su mineralización [22].

Esta matriz se compone en un 90% de proteínas colágenas (Colágeno tipo I, mayoritariamente), y en un 10% de proteínas no colágenas [23], entre las que se encuentran la osteocalcina, la osteonectina, la sialoproteína ósea, y la osteopontina [9]. Otros productos de secreción de los osteoblastos son los proteoglicanos I y II, más conocidos como PG-1 y PG-2, relacionados con el crecimiento y cambio en el diámetro de las fibras de colágeno [23] y la fosfatasa alcalina o ALP, una molécula que promueve la formación de cristales minerales en la matriz extracelular, y que junco con la síntesis de colágeno caracterizan el linaje osteogénico [9, 22].

La osteogénesis, comienza a partir de las estructuras vasculares. Las células osteoprogenitoras migran y se reúnen en las cercanías de un capilar en donde comienzan a diferenciarse en osteoblastos y secretan las primeras fibras de colágeno [12, 22].

Estas fibras iniciales son pequeñas, tienen una distribución desordenada y dejan extensos espacios alrededor del capilar. A medida que esto sucede, algunos osteoblastos se convierten en osteocitos que comienzan a secretar factores de inhibición que disminuyen la tasa de formación de hueso. Cuando la deposición alcanza unos 20 mm de altura comienza la mineralización [9].

La mineralización de esta nueva matriz conocida como osteoide ocurre entre 24 y 74 horas después de su formación y se caracteriza por la nucleación de cristales de fosfato cálcico y su conversión en hidroxiapatita, principal mineral del hueso. La liberación de estos primeros cristales activa una reacción en cadena que tiene como objetivo la nucleación de cada molécula de colágeno presente en el nuevo osteoide [9, 22].

Finalmente, procesos ulteriores de deposición y aposición ósea causan el remodelado de la matriz mineralizada que convierte la matriz primaria en una matriz rígida que cumple con las condiciones fisiológicas del hueso. Debido a esto, el proceso completo de osteogénesis y recuperación ósea puede tomar entre 2 y 6 meses [12, 22].

En el caso de los implantes dentales, tanto la síntesis de nuevo osteoide como su mineralización están relacionadas con la topografía superficial del implante [6, 24, 25]. Los implantes dentales en su superficie deben tener la habilidad de soportar las tensiones ejercidas por las células que migran sobre la red de fibrina y colágeno y que restauran los tejidos lesionados [6, 22].

Se ha identificado que esta superficie debe tener una topografía a nivel de micro y nano escala que semeje la superficie natural del hueso. Un tratamiento superficial que cree una topografía de este tipo incrementa el área superficial de contacto entre el implante dental y los tejidos en formación e intensifica la absorción de proteínas que estimulan la activación y degranulación de las plaquetas, la formación de la red de fibrina y la migración de las células osteoprogenitoras hacia la superficie del implante [6, 22, 24].

La formación del osteoide sobre la superficie del implante inicia con deposición de una línea de cementación que corresponde a una capa de matriz mineralizada no colágena que suaviza la superficie rugosa. Esta línea de cementación se invagina, interdigita y entrelaza con la superficie del implante y activa la formación de osteoide colágeno [17].

Sobre la línea de cementación, los osteoblastos diferenciados continúan formando la nueva matriz que luego es mineralizada. Se ha encontrado que implantes con superficies lisas tienen menor capacidad de retener el nuevo osteoide en comparación con los implantes con tratamientos superficiales, con lo cual, la línea de cementación se convierte en la frontera que asegura la oseointegración entre el biomaterial y el tejido vivo [6, 22].

3. SUPERFICIES DE IMPLANTES

En implantología oral, el material más frecuentemente utilizado es el titanio comercialmente puro. Es el material ideal para conseguir oseointegración con éxito a largo plazo tras su carga funcional, debido a que presenta una gran biocompatibilidad. Esto está relacionado con las propiedades de su óxido de superficie. En contacto con aire o agua, el titanio forma rápidamente un espesor de óxido de 3-5nm a temperatura ambiente [1,26].

El óxido más frecuente es el dióxido de titanio (TiO_2). Es muy resistente al ataque químico, lo que hace que el titanio sea uno de los metales más resistentes a la corrosión, lo que contribuye a su biocompatibilidad. Además, la más que suficiente resistencia del titanio, hace que sea un material apto para su aplicación clínica [1,26].

Como ya hemos visto, a parte del material del que está fabricado el implante, tenemos que tener en consideración su superficie, ya que sus características físicas y químicas pueden influir en el desarrollo de una mejor respuesta tisular del huésped [1]. La energía, carga y composición de la superficie de los implantes ha sido modificada con el objetivo de mejorar la interfase hueso-implante [27-28].

Desde hace más de 25 años, se acepta que la superficie de los implantes constituye uno de los factores que influyen en la cicatrización tisular del lecho implantario y como consecuencia en el fenómeno de oseointegración [1]. La superficie de los implantes dentales pueden ser muy variables, desde unas relativamente lisas o mecanizadas, hasta superficies rugosas desarrolladas por aposición de plasma de titanio (TPS, titanium plasma spray) o hidroxiapatita, arenadas (sandblasted), grabadas con ácido (acid-etched surface), láser o por la combinación de varios tratamientos [1].

La importancia de la superficie de los implantes dentales radica en la respuesta biológica *in vitro* (estudios de laboratorio con cultivos celulares) *in vivo* (estudios con animales de experimentación), y finalmente su aplicación clínica como raíces dentales artificiales en paciente para la rehabilitación prostodóncica en el tratamiento del edentulismo unitario, múltiple o total. [28-29].

La topografía de la superficie de los implantes, se refiere al grado y orientación de la rugosidad de estos. Esta rugosidad ha sido un tema principal de estudio durante más de una década, y lo sigue siendo a día de hoy. El implante original de Branemark era de una rugosidad en su superficie mínima, entre 0.5 y 1µm. Aun así, este fue el "gold standard" durante varios años, basado principalmente en su buen historial clínico [25].

Sin embargo, a mediados de los 90, la mayor parte de la experiencia experimental apunta en la misma dirección: Implantes de una rugosidad de alrededor de 1,5 µm muestra una respuesta del hueso más fuerte que los implantes mecanizados (superficies más suaves) e implantes arenados con plasmas (más ásperos) [25,29].

En la terapia de implante dental moderno, superficies de titanio con características morfológicas a microescala, como microcompartimentos, microirregularidades y microrrugosidad, se han establecido como características de la superficie estándar debido a su importancia biológica y clínica así como su viabilidad comercial [30].

Estas superficies se han documentado ampliamente en estudios básicos, traslacionales y clínicos, y se han justificado como productos tecnológicamente razonables y rentables. Por lo tanto, es un reto para el desarrollo de tecnologías de modificación superficial para conseguir estas superficies en los implantes [30].

4. IMPLANTES CON SUPERFICIES ARENADAS

La oseointegración es la base biológica esencial del implante dental actual. Como hemos visto, las respuestas de células y tejidos se ven afectadas por la topografía de la superficie o rugosidad del implante. Se realizan muchos esfuerzos para modificar la superficie del implante de titanio para lograr mejores respuestas de los tejidos [31].

El porcentaje de contacto de hueso implante que se consigue está relacionado con un gran número de parámetros, como la calidad y la cantidad de hueso, el lugar de implantación, el diseño macroscópico del implante, las conducciones de cargas, la superficie del implante y más. Atendiendo a las características de la superficie de los implantes, la topografía, la química, la carga superficial y la humectabilidad son factores críticos para la oseointegración. Todos estos parámetros influyen en la adsorción de proteínas, en la adhesión de células osteoblásticas y en el desarrollo de nuevo hueso en la superficie del implante [31-32].

La topografía de la superficie del implante dental ha sido estudiada cuidadosamente, y varias superficies se han propuesto para los implantes de titanio, sin embargo, el resultado de estos estudios es inconcluso para elegir la mejor superficies para un éxito clínico. Existe un consenso de que superficies moderadamente rugosas, en torno a 1 – 2 μm son beneficiosas para la oseointegración [31-32].

Varios métodos se han desarrollado para obtener rugosidad en la superficie de implantes de titanio. Estos métodos, como hemos visto incluye anodización, granallado o arenado, grabado ácido, y combinación de estas técnicas y otras [1].

Dentro de los distintos tipos de superficies que existen en el mercado, vamos a realizar una revisión bibliográfica de las propiedades y características que nos proporcionan las superficies conseguidas por arenado.

Este tipo de superficies se consigue por substracción de material. Depende del número y velocidad de rotaciones, de la presión y el tamaño de las partículas con las que se chorrea al implante y del tipo de partículas que se usan para esto, como ejemplo, oxido de aluminio (A_3O_2) o el dióxido de titanio (TiO_2) [31-32].

Cuando se utiliza este método, la superficie del implante se puede contaminar por residuos del material de arenado. Esto puede interferir con la oseointegración de los implantes dentales, por lo que en ocasiones, se busca la eliminación de estos residuos, aunque es algo que se estudia detenidamente, ya que los resultados clínicos no demuestran generalmente este tipo de influencia negativa en el éxito de los implantes. Por ejemplo, cuando se realiza un arenado con óxido de alúmina, parece que se produce una competición en torno a los implante entre los iones de aluminio y calcio [31-32].

Se proponen métodos alternativos para obtener superficies con arenado usando partículas biocompatibles y reabsorbibles para evitar residuos, como el fosfato cálcico (CaP). Este es soluble en ácido y puede eliminarse fácilmente de la superficie de los implantes [31-32].

Se realizan estudios *in vitro, in vivo* y clínicos para comparar el efecto de las superficies de implantes con la formación de hueso. En estos se encontró que en la relación de contacto de implante-hueso (BIC, bone implant contac), las superficies arenada fueron estadísticamente superiores a las superficies maquinadas y mostraron un mayor BIC que las superficies de hidroxiapatita y chorreadas con spray de plasma [31-32].

4.1 ESTUDIOS *IN VITRO*

Los estudios *in vitro* son los únicos que pueden ayudar a tener información sobre cuáles son los primeros eventos de reacción entre el implante y las células osteoprogenitoras. Consecuentemente, los resultados de estudios *in vitro* a corto plazo, obtenidos al cultivar osteoblastos sobre los distintos sustratos, nos ayudan a identificar y seleccionar aquellos más convenientes en vista a la rápida curación y regeneración del huésped, lo cual, además puede utilizarse para inferir su posible respuesta a más largo plazo. Todo ello sin necesidad de involucrar la participación de animales y, sobre todo, sin tan altos costes de investigación.

Asimismo, los estudios *in vitro* son los únicos que permiten identificar el mecanismo biológico involucrado en las diferentes respuestas con respecto a las diferentes características topográficas. La respuesta de las células y tejidos en la interfase del implante con el hueso puede estar afectada por la forma macroscópica del implantes, así como por la morfología o rugosidad de su superficie [32].

Esta morfología de la superficie y las interacciones hueso-implante determina la previsibilidad de la integración endoósea. La influencia de diferentes características de la superficie del implante sobre la supervivencia a largo plazo del mismo, se ha demostrado en varios estudios. Análisis morfométricos han demostrado diferencias en porcentajes de contacto hueso-implante variando las superficies de los implantes, así como una sensibilidad de las células a la microtopografía de estos [33-34].

Las superficies rugosas han demostrado que afectan a la proliferación y diferenciación de los osteoblastos. Las células que crecen en superficies más ásperas, producen una mayor cantidad de fosfatasa alcalina que las que crecen en superficies más lisas. Esta enzima se relaciona directamente con la mineralización de la matriz ósea; es un marcador de diferenciación del fenotipo osteoblástico y un indicador de formación y recambio óseo. La evidencia recolectada y publicada hasta la fecha permite establecer una relación directa entre la presencia de la fosfatasa alcalina y el normal desarrollo del tejido óseo en el cuerpo humano [35].

La producción de osteocalcina, de factor de crecimiento β (TGF- β, Trasforming Growht Factor- β) y prostaglandina E2 (todos implicados en la formación de hueso), también se ven aumentada [36]. La osteocalcina es una pequeña proteína de la matriz sintetizada por los osteoblastos y plaquetas, dependiente de las vitaminas D y K. Representa el 15% de las proteínas no colágenas de la matriz y contiene tres restos de ácido γ-carboxiglutámico. Sus niveles plasmáticos se han considerado como uno de los marcadores bioquímicos de la osteogénesis, relacionándose con el número y actividad de los osteoblastos [37].

Los factores de crecimiento transformantes β son una superfamilia de proteínas muy abundantes en el tejido óseo (los segundos, tras los IGF). Están presentes en la matriz en forma latente y se activan durante la reabsorción osteoclástica. TGF-β es un potente estimulador de la formación ósea, potenciando la diferenciación osteoblástica y la síntesis de la matriz osteoide e inhibiendo la síntesis de proteasas (entre las que destacan la metaloproteasa de la matriz (MMP), enzima que degrada la misma). Asimismo, inhibe la reabsorción al reducir la formación y diferenciación de los osteoclastos, así como la actividad de los osteoclastos maduros y estimular su apoptosis. Pero además de estas funciones, se ha descubierto que inhibe la proliferación epitelial [38].

Los osteoblastos producen prostaglandina E2 (PGE2), que induce la expresión del ligando RANKL, que es el ligando natural de un receptor expresado por los osteoclastos llamado factor de transcripción κB (RANK). Cuando el RANKL se une a su receptor RANK se inicia la diferenciación y activación de los osteoclastos [39].

Rich y Harris [40], demostraron en estudios de superficies arenadas, que los macrófagos exhibían una "rugofilia", o una afinidad por las superficies rugosas, mientras que los fibroblastos fallaban al intentar adherirse fácilmente a este mismo tipo de superficies. Este hallazgo puede complementar estudios anteriores que indican que las superficies rugosas promueven la inflamación a través de atracción de macrófagos en lugar de la curación de heridas por el tejido conectivo.

Estudios realizados por Chehroudi [41-42] y Brunette [43] tambien de superficies arenadas, han demostrado que células de diferentes orígenes pueden orientarse en las rugosidades de diferentes superficies micromecanizadas. Se determinó que las células epiteliales eran más propensas a unirse a rugosidades de dimensión específica que a superficies lisas adyacentes. En superficies rugosas los grupos de células epiteliales se han orientado de manera más ordenada que en comparación con superficies lisas adyacentes, donde la orientación fue más al azar.

Según estos estudios, se sugiere que es posible controlar a corto plazo la unión celular *in vitro* y la morfología celular alterando la micromorfología de la superficie. Es importante entender mejor las respuesta de osteoblastos para implantar una morfología de superficie de nuestros implantes [41-43].

Bowers y cols. [32] realizan un estudio con discos de titanio cortados en dimensiones de 1,25 cm de diámetro y 4 mm de altura con superficies rugosas arenadas y superficies lisas mecanizadas. Se obtienen células osteoblásticas de calota de ratas. La oseointegración depende en parte de la propagación de las células osteoblásticas en la superficie de los implantes. Para medir si estas superficies son favorables o no, se incuban células osteoblásticas sobre estas superficies de titanio preparadas *in vitro*, y se determina el porcentaje de unión inicial a estas superficies. Se observaron altas tasas de fijación de las células en las superficies rugosas creadas con el arenado, para ello se realiza un escaneado con microscopia electrónica.

Una microrrugosidad superficial óptima puede afectar a la unión y difusión e estas células, y se hace evidente que *in vitro*, los osteoblastos se integran con éxito en superficies rugosas producidas por arenado. Se puede concluir que la superficie arenada ofrece un entorno único para la fijación inicial de la célula pero impide la adaptación intima de las células a la superficie del implante, como se comprueba con otras superficies [32].

En estudios más recientes realizados por Orsini y cols. [36], se realiza un arenado con partículas de óxido de aluminio (Al_2O_3) que consiguen una macrorrugosidad, y tras esto se realiza un grabado con una mezcla de ácido fluorhídrico y ácido nítrico para eliminar las partículas de óxido de aluminio que quedan en superficie, consiguiendo microrrugosidad. Se usan superficies arenadas sin tratamiento con ácido como grupo control.

En el estudio no se observan diferencias significativas en el mecanismo de adhesión de las células entre este tipo de superficie grabada con ácido, y la que no está grabada, seguramente por la baja presencia de iones de aluminio en estas últimas [36].

Propiedades geométricas de las superficies parecen afectar a componentes del citoesqueleto celular que están implicados en la propagación y locomoción de las células. La rugosidad de la superficie mejora la adhesión de los osteoblastos teniendo un efecto sobre la configuración y conformación de sus pseudopodos celulares, importantes en la adhesión celular. Además, células en superficies más rugosas liberan niveles más altos de los factores implicado en la regulación de la formación de hueso [36].

Wennerberg y cols. [44-45] no encuentra efectos adversos resultantes de los iones de aluminio encontrado sobre la superficie del implante siguiendo el procedimiento de arenado con oxido de aluminio (Al_2O_3).

Bowers y cols. [32] demostraron en su estudio que la mayor cantidad de células unidas se encontró en superficies arenadas. Una microrrugosidad superficial optima, junto a una mejor comprensión de la relación entre la disposición del citoesqueleto de las células en relación a la micromorfología superficial, puede tener un impacto significativo en el anclaje de implantes dentales en el hueso. El hecho de que algunas células puedan orientarse en las ranuras de superficies micromecanizadas apoya el concepto de que son sensibles a la microtopografía. Bowers concluye que los implantes arenados proporcionaron un entorno único y una oportunidad para la fijación inicial de la célula.

Herrero y cols. [46] encuentran que una superficie arenada presenta una mayor rugosidad que muestras tratadas con grabado ácido, y que pueden facilitar el desarrollo de una interfaz bioactiva que mejore la diferenciación de los osteoblastos *in vitro*, así como la oseointegración. Sin embargo, las respuestas a una microsuperficie cuando se consigue por una combinación de técnicas, son poco conocidas.

Deducen de este estudio que las características topográficas y de rugosidad, son las propiedades más importantes para la respuesta biológica de un implante dental. Las superficies con aumento de la rugosidad muestran más células osteoblásticas adheridas, sobre todo en las tratadas con arenado, y en la combinación arenado y grabado ácido [46].

De los resultados se obtiene que no existe diferencia estadísticamente significativa en la respuesta biológica de estos dos tipos de superficie, siendo la superficie arenada la que parece presentar una mayor afinidad con la respuesta biológica. Esto se confirma por los estudios posteriores *in vivo*, y los resultado histológicos [46].

Citeau y cols. [47], en sus estudios también consideran que la rugosidad superficial modula la oseointegración de los implantes, pero que el procedimiento por el que se obtienen normalmente estas superficies (habitualmente por arenado de los implantes con partículas abrasivas de sílice u oxido de aluminio) puede producir una liberación citotóxica de iones de silicio o aluminio en el tejido periimplantario.

Proponen generar una superficie rugosa de titanio biocompatible con un arenado de partículas de fosfato cálcico bifásico (BCP). Usan discos de titanio (Ti_6Al_4V) pulidos y arenados con BCP. Los arenados con BCP crean una rugosidad superficial media de 1.5770.07 mm en comparación con la superficie mecanizada original del 0.5870.05 mm. El espectroscópico fotoelectrónico de rayos X indica trazas de calcio y fosforo, y relativamente menos de aluminio en las superficies arenadas con BCP que en las muestras iniciales de titanio. El escaneado con microscopia electrónica y la medición de la actividad mitocondrial, mostró que las células osteoblásticas se hacen viables en las superficies tratadas arenadas con BCP, mostrando que no son superficies citotóxicas [47].

Como hemos visto, además de la topografía de la superficie, la química de esta se modifica para evitar que sea citotóxica e incorporar diferentes sustancias bioactivas como calcio, magnesio, fosfatos o fluoruros para promover aún más la regeneración ósea, la adsorción de proteínas y la fijación de las células en el implante [48-52]. Uno de los métodos que se usan para modificar la textura de la superficies de titanio, en vez de deponer hidroxiapatita (HA) o fosfato cálcico (CaP), es realizar el arenado con biocerámicas biocompatibles reabsorbibles (resorbable blasting media o RBM) [53-56].

El arenado con partículas de biocerámica produce una topografía moderadamente áspera, y se pueden incorporar en la superficie de los implantes siendo liberadas después en el hueso tras la colocación del implante, aumentando la bioactividad. Son superficies menos ásperas que las tratadas con partículas de alúmina y posee una distribución no homogénea de CaP, dependiendo de varios factores, como la composición del medio de rociado, el tamaño de la partícula y otros parámetros del procesamiento de superficie [53-56].

Li y cols. [57], evalúan la respuesta de osteoblastos en superficies de Titanio y Zirconio de vidrio metálico masivo o metal amorfo (BMG, Bulk Metallic Glases) arenadas con distintos tamaños de grano, usando discos pulidos como grupo control. Estos vidrios metálicos masivos son aleaciones metálicas que pueden evitar fácilmente la cristalización durante la solidificación, y por lo tanto, vitrificar a velocidades de enfriamiento muy bajas. Es un material metálico sólido, normalmente una aleación, con una estructura a escala atómica desordenada. La mayoría de los metales son cristalinos en su estado sólido, lo que significa que tienen una disposición muy ordena de los átomos. La estructura de los metales amorfos es similar al vidrio.

Tienen gran interés por sus notables propiedades como la alta resistencia, alta elasticidad, buena dureza, excelente resistencia a la corrosión, bajo módulo y capacidades de procesamiento únicas [57].

Se analizan las propiedades de la superficie por microscopia electrónica de barrido, el ángulo de contacto (humectabilidad), y mediciones de la rugosidad. La evaluación de la bioactividad de las superficies se realizó mediante la unión de células MG63, su proliferación, morfología y niveles de fosfatasa alcalina. Se encontró que todos estos parámetros aumentaron significativamente en las superficies arenadas, junto a la humectabilidad de estas. Además las superficies tratadas con granos más gruesos, muestran mejores propiedades [57].

Aparicio y cols. [58], consideran que las cualidades físico-químicas y la topografía de las superficies de implante dentales de titanio comercialmente puro, son factores muy importantes en la mejora de la oseointegración de estos. En el estudio, evalúan la respuesta de células osteoblásticas humanas *in vitro* (proliferación, diferenciación, actividad de la fosfatasa alcalina, y la morfología celular mediante microscopía electrónica). Para ello comparan implantes arenados con alúmina, arenados con carburo de silicio, con implantes tratados de manera termo-química para mejorar la oseointegración a corto plazo, e implantes arenados (tanto con alúmina, como con carburo de silicio) y tratados termo-químicamente, para mejora la oseointegración a corto y largo plazo [58].

Los resultados mostraron que la adhesión celular fue estadísticamente superior para las superficies rugosas y bioactivas, sin importar el grano utilizado para el arenado. Las células proliferaron muy bien en todos los implantes de titanio comercialmente puro del estudio. La fosfatasa alcalina fue siempre superior en superficies tratadas termo-químicamente, lo que indica que la estimulación de la diferenciación de osteoblastos es mayor en estos. Esos resultados de fosfatasa alcalina fueron acompañados por una disminución en el valor de la proliferación, lo que demuestra el buen comportamiento celular. La adherencia y diferenciación de la actividad de las células de osteoblastos humanos ocurre en las superficies arenadas, pero en las que a su vez están tratadas termo-químicamente se produce una rápida formación de matriz extracelular, lo que se traduce en una oseointegración acelerada a corto plazo [58].

En conclusión, varios estudios demuestran que hay una gran evidencia de que la superficie rugosa desempeña un papel importante en el proceso de oseointegración exitosa de los implantes. Las superficies tratadas con arenado, mejoran en su hidrofilia y por lo tanto su afinidad con las células. La diferenciación, proliferación y la matriz de producción de los osteoblastos, la deposición de calcio, así como la producción de factores locales de crecimiento, citoquinas, osteocalcina y fosfatasa alcalina se ven afectados por la topografía de superficie. La propia rugosidad de la superficie puede aumentar la proliferación y la diferenciación osteoblástica en cultivos celulares, así como el desarrollo de estos. La importancia de estos estudios *in vitro* radica en la posibilidad de aplicar todos los beneficios que nos proporciona este tipo de superficies a la hora de diseñar implantes dentales para su uso en clínica con pacientes.

4.2 ESTUDIOS *IN VIVO*

Los estudios *in vivo* son aquellos en los que los efectos biológicos de los materiales de investigación, que ya se han estudiado previamente *in vitro*, se prueban en conjunto en organismos vivos, por lo general animales.

Se observa si los resultados que se han obtenido previamente se complementan con los obtenidos en estos sujetos de experimentación.

La experimentación animal, es fundamental hoy en día en la ciencia médica, y a pesar de que los resultados obtenidos a veces son parcialmente aplicables al hombre, es en la mayoría de los casos el paso previo para que esto suceda.

No sabemos cómo van a responder biológicamente los implantes con nuevos diseños de superficies antes de colocarlos en pacientes, es por esto que primero es conveniente trabajar con otros modelos de comportamiento que nos permitan conocer la validez del nuevo diseño, o su mejora respecto a diseños anteriores. Las variaciones entre el humano y las diferentes especies animales, la ubicación de los implantes y el estado del tejido receptor rara vez se analiza y se interrelaciona de manera completamente comprensible.

Aun así, el desarrollo y empleo de modelos experimentales apropiados es importante. Se usa frecuentemente las mandíbulas de perros, de monos, de cerdos, y la tibia y calota de conejos y ovejas entre otros. Así pues, la oseointegración de los diferentes tipos de superficies se ha venido ensayando en múltiples estudios *in vivo*, empleando diferentes modelos animales, a través de diferentes respuestas.

Se suele analizar en la mayoría de los casos una serie de parámetros de la respuesta a la calidad de la oseointegración, como suelen ser los estudios radiográficos, el análisis cualitativo de la respuesta histológica del hueso tras colocar el implante, el análisis cuantitativo histomorfométrico, principalmente el porcentaje de hueso en contacto directo con el implante (BIC), la evaluación de la fijación biomecánica del implante, principalmente midiendo el torque necesario para su desinserción o explantación, o con sistemas como el Ostell ISQ®.

Como ya se ha visto, la modificación de la química y topografía de las superficies son dos estrategias para aumentar el anclaje del implante al hueso. Existen muchos modelos de estudio que nos muestran esta oseointegración que buscamos, en hueso de conejo, perro, oveja y cerdo. La ventaja de estos animales es que podemos usar en ellos implantes dentales con un tamaño normal. Por otro lado, el uso de estos modelos animales es muy costoso.

Muchos estudios se han llevado a cabo en hueso de ratas para la oseointegración de implantes de titanio; en huesos sanos, en huesos sanos frente a huesos irradiados, y cómo influyen los efectos farmacéuticos sobre la integración de los implantes [59].

En estudios como el de Arvidsson y cols. [59], comparan la oseointegracion de implantes arenados con fluoruro de hidrogeno en la tibia y el fémur de ratas frente a implantes arenados con oxido de titanio. Visualizan la formación de hueso utilizando técnicas 3D. Insertan implantes en 10 ratas Sprague-Dawley (4 implantes por rata), y cuatro semanas después de la inserción recuperan las muestras de los implantes óseos. Se realiza un análisis 3D y también se procesan las muestras y se realizan cortes en 2D para hacer comparaciones histomorfométricas del contacto implante-hueso (BIC), del área ósea (bone area, BA), y el área de imagen en espejo (mirror image área, MI) [59].

Los valores de BA fueron significativamente mayor para los implantes de prueba que en los controles ($p < 0{,}05$), pero BIC y MI no difieren significativamente. Por lo tanto, los resultados indican mejor formación de hueso en implantes arenados tratados con fluoruro de hidrógeno en comparación con los implantes arenados con oxido de titanio. El análisis 3D era un complemento valioso para el análisis 2D, facilitando una mejor visualización [59].

Calvo y cols. [60], realizan un estudio donde comparan la respuesta biomecánica de implantes comerciales de titanio puro con cuatro tipos diferentes de topografía de superficie, colocados en la metáfisis tibial de 30 conejos New Zealand de 3 meses de edad y entre 3,5-4 kg de peso, que habitan en espacios diseñados para el experimento, y donde se alimentan y se les da de beber *ad libitum* con una dieta estandarizada.

Son 120 implantes testados a doble ciego; arenado, grabado ácido y deposición discreta de cristal (DCD); solo arenados; grabados con ácido; y arenados y grabados. Se mide el torque de remoción de los implantes, el contacto hueso implante (BIC) y se hace un análisis de resonancia de frecuencia (RFA/ISQ) en el momento de inserción de implante, a los 14, 28 y 56 días de curación. Todos los grupos demostraron un incremento del RFA/ISQ y del torque de remoción de los implantes en el trascurso del tiempo [60].

A los 15 días, las superficie con arenado, la grabada con ácido, y la DCD no demostraron una tendencia hacia valores más altos que la superficie arenada y grabada con ácido (33.0±16 vs. 26.3±12Ncm, $p =.16$). A los 56 días, los grupos sobre los que se usa un arenado para crear una rugosidad de la superficie adicional muestran una diferencia estadística significativa en los valores de torque de remoción frente a los grupos que no han sido arenados (38.5 ±9 Ncm vs. 29.5±9 Ncm, $p=.03$). Se concluye que solo las superficies con un aumento de la rugosidad ($Ra>1$), que son las tratadas con arenado, demuestran efectos estadísticamente significativos a los 56 días en los valore de remoción del implante. En escala de sub-micrones, DCD demuestra mejores valores de curación del tejido, pero sin significancia para las aplicaciones clínicas [60].

Gobbato y cols. [61], realiza un estudio sobre 4 conejos New Zealand para comparar la cicatrización ósea temprana alrededor de dos superficies diferentes de implantes, una arenada con hidroxiapatita (HA) y la otra con doble grabado ácido.

Se evalúa el papel del fosfato cálcico que recubre la superficie del implante, ya que este tiene relación con el BIC. Los implantes se colocaron en la tibia de los conejos, los cuales fueron sacrificados a 1, 6, 21 y 90 días después de la cirugía. La histología describe la respuesta de curación del hueso sobre ambas superficies. Se realiza medición del BIC, del número de unidades multicelulares óseas (bone multicelular units, BMUs), de la penetración media de las BMUs, y la máxima penetración de estas [61].

Un día después de la colocación del implante se observa en la interfaz del implante una red de fibrina que contiene un gran número eritrocitos. No se observa diferencias en el tamaño del coagulo de sangre en el tiempo en las distintas superficies. La superficie de doble grabado ácido presenta una mayor inducción de células madre mesenquimales (mesemchymal stem cell, MSC) tras un día de implantación, mientras que las arenadas con HA fueron más lentas para inducir la unión de las células [61].

Con el tiempo la proliferación y migración de MSC aumenta sobre ambas superficies. Tras 6 días, osteoclastos y osteoblastos reemplazan a las células de la superficie de los implantes. Ambos producen una respuesta similar de producción de osteoides en la interfaz hueso-implante con poca o ninguna matriz mineralizada. La remodelación ósea fue similar a los 6 días en ambas superficies. Se observa un incremento del BIC ente los 6 y 21 días después de la implantación, siendo mayor en la doble grabado ácido. A los 90 días, no hay diferencias significativas en los resultados analizados, equiparándose en ambas superficies [61].

Sakso y cols. [62], propone que la interacción entre la superficie del implante y el hueso que lo rodea es importante para la fijación. Las endotoxinas son moléculas de las paredes celulares de las bacterias que inducen una respuesta masiva inflamatoria de los macrófagos, que conduce a una formación de una capsula fibrosa.

Implantes rodeados por una capsula fibrosa de este tipo tiene una mayor probabilidad de desprendimiento. Estas endotoxinas se han encontrado en gran medida en la superficie de los implantes que existen en el mercado. Por ello, se investiga para aumentar la biocompatibilidad de los implantes en la oseointegración y disminuir, eliminar o inactivar las endotoxinas que aparecen en la superficie de los implantes [62].

Sakso y cols [62] realizan dos sub-estudios separados de animales emparejados, se colocan 4 implantes en la tibia de cada perro Labrador maduro, 10 perros en total. Se usan estos perros porque su hueso esponjoso es parecido al hueso esponjoso humano. En la parte superior de la tibia se comparó el efecto del grabado acido sobre implantes arenados. En el sitio más distal se determinó el efecto de la superficie atacada químicamente y esterilizada por plasma. Se observa durante cuatro semanas, siendo el implante control tratado solamente con arenado [62].

Demuestran que ni la superficie grabada ácida, ni la combinación con esterilización de plasma mejora la oseointegración y fijación comparado con los implantes tratados solamente con arenado [62].

Tateishi y cols. [63], estudian la curación alrededor de implantes arenados en una situación de deficiencia de estrógenos, para ver si se ve afectada. Es conocido que factores relacionados con los pacientes, como la calidad y cantidad de hueso que presentan, también influyen en la oseointegración de los implantes. Uno de estos factores es la osteoporosis, una enfermedad ósea en la que se produce una disminución de la resistencia ósea y un aumento del riesgo de fractura.

Condiciones patológicas que inducen a perdida de hueso son los desórdenes hiperparatiroideos, el hipertiroidismo, la enfermedad de Cushing y tratamientos con glucocorticoides, todos ellos pueden desencadenar una osteoporosis. Sin embargo, la causa más común de osteoporosis es la deficiencia de estrógeno después de la menopausia o una ovarioectomia [63].

La deficiencia de estrógeno afecta a osteoblastos y osteoclastos causando una disminución de la masa ósea. Interleukina 1 y 6, factor de necrosis tumoral-α, y otras citoquinas pueden directa o indirectamente causar osteoporosis después de la menopausia. La producción de estas citoquinas están reguladas por el estrógeno [63].

Una superficie rugosa aumenta el contacto entre un implante y el hueso que lo rodea, y eso se asocia con la estabilidad inicial [64], además aumenta la formación de hueso en la superficie del implante junto al crecimiento y conductividad ósea [65]. Por lo tanto, una superficie rugosa puede estimular la curación del hueso, incluso con huesos patológicos como los afectados por la osteoporosis, y puede aumentar la tasa de éxito del implante, aunque los mecanismos detallados de este proceso sean desconocidos [66].

En el estudio de Tateishi [63], el efecto de la deficiencia de estrógeno en relación con la curación del hueso alrededor de los implantes se estudia en rata con análisis histomorfométricos, intentando determinar si una superficie rugosa puede contrarrestar los efectos adversos del hueso patológico.

Para ello se dividen a 48 ratas hembras en dos grupos, a uno se le realiza la ovarectomia y a el otro grupo no. Cada grupo a su vez se divide en dos, a 24 se les coloca implantes maquinados y a las otras 24 arenados. Se colocan en el fémur izquierdo de las ratas operadas o no 84 días después de la cirugía. 28 o 56 días después las ratas fueron sacrificadas. Se evalúa el contacto hueso-implante (BIC) y el área ósea (BA) alrededor de los implantes para el hueso cortical y esponjoso. Se mide también la densidad ósea (bonde density, BD) en el hueso esponjoso lateral a los implantes [63].

A los 28 y 56 días después de la implantación no se encuentran diferencias significativas en ambos grupos para el BIC y BA en hueso cortical, y BD en hueso esponjoso es menor en el grupo operado. Sin embargo, BIC y BA tienden a aumentar en superficies con arenado [63].

Se puede concluir que la deficiencia de estrógeno afecta a la curación y densidad ósea, pero que las superficies con arenado de arena nos da la posibilidad de mejorar la oseointegración en estas situaciones, teniendo en cuenta que este efecto positivo solo se produce en la superficie rugosa de los implantes [63].

Le Guehennec y cols. [67] realizan un estudio histomorfométrico en la oseointegración de cuatro superficies distintas de implantes. Las superficies han sido arenada con alúmina, con partículas de cerámica de fosfato de calcio bifásico (BCP), recubiertas de una fina capa de fosfato octocálcico (OCP) y preparadas con chorro de arena y grabado ácido (SLA).

Después de 2 y 8 semanas de la implantación, se compara el contacto de hueso con implante, y el crecimiento óseo en las cavidades de las superficies. Se usa para ello microscopía electrónica de barrido, donde la perfilometría muestra distintas microtopografías [67].

Colocan los implantes en la epífisis femoral de 20 hembras de conejo New Zealand. La superficie arenada con alúmina, la BCP y la OCP tienen una rugosidad superficial media similar de 1-2mµ. La superficie SLA tiene una rugosidad más elevada, de 4,5 mµ [67].

El estudio demuestra una mejora significativa del contacto hueso-implante (BIC) en las superficies SLA y OCP comparada por las arenadas por alúmina y BCP, tras 2 y 8 semanas de curación. Se concluye que en este modelo animal, estos dos tipos de superficie tienen una mejor oseointegración inicial, aunque pasado el tiempo, los resultados son equiparables en las cuatro superficies [67].

Rüger y cols. [68], también estudian la eliminación de las partículas de alúmina que quedan atrapadas en la superficie de los implantes al ser arenados con ellas. Sostienen que estas partículas desprendidas de los implantes son la principal causa de un desgaste abrasivo cuando son usadas en articulaciones, por lo que pueden causar inflamación, dolor, y aflojamiento y fallo del implante en última instancia.

Para el estudio usan implantes cilíndricos de titanio comercial puro, o de Ti_6AL_7Nb, que fueron chorreados con alúmina, consiguiéndose una rugosidad media de 4 a 6 µm. Se colocan un total de 76 implantes en la metáfisis distal del fémur de 38 hembras de conejos New Zealand. Se inserta un implante con arenado convencional en una pata, y otro con el nuevo tratamiento en la pata contralateral del mismo animal [68].

Los fémures fueron estudiados a las 4 semanas y a las 8 después de la cirugía. 40 implantes fueron utilizados para pruebas de expulsión mecánicas. 36 fueron evaluados histológicamente [68].

En los resultados histológicos se observa contacto directo hueso-implante, sin ninguna capa intermedia fibrosa, y sin inflamación evidente para ningún tipo de superficie. En la histomorfología, si se observa mayor cantidad de contacto implante-hueso en los libres de alúmina a las 8 semanas. En los test de remoción de los implantes, a las 8 semanas, los implantes convencionales arenados, muestran una mayor resistencia (6.18 MPa) que los libres de alúmina (3.02 MPa) [68].

Cordioli y cols. [69], presentan una comparación histomorfométrica y biomecánica de la respuesta ósea en implantes de titanio comercialmente puro con 4 tipo de topografías superficiales colocadas en la metáfisis tibial de 12 conejos. Cada conejo tenía 4 implantes colocados, 2 en cada tibia. Las diferentes superficies usadas fueron mecanizada, una superficie con arenado, otra con rociado de plasma, y una con grabado ácido (Osseotite).

Después de un periodo de curación de 5 semanas, el estudio histomorfométrico y los datos del par de remoción de los implantes, revelaron un porcentaje significativamente más alto de contacto hueso-implantes en las superficies Osseottite con microrrugosidad uniforme. Después de esta superficie, la arenada fue la que mostró los valores más altos, sin presentar diferencias estadísticamente significativas con las otras dos superficies con las que se comparaban [69].

4.3 ESTUDIOS CLÍNICOS:

Finalmente, para probar el funcionamiento de los nuevos enfoques clínicos en las personas, se realizan estudios clínicos. Cada estudio responde a preguntas científicas e intenta encontrar mejores formas de prevenir, explorar, diagnosticar o tratar una enfermedad. Este tipo de estudio, también puede comparar un tratamiento nuevo con uno que ya se encuentra disponible, en nuestro caso, implantes con distinto tipo de tratamiento de superficie [70].

Cada estudio clínico tiene un protocolo o plan de acción para llevarlo a cabo. Este plan describe lo que se hará en el estudio, como se hará, y por qué cada parte del estudio es necesaria. Cada estudio tiene sus propias reglas acerca de quién puede participar [70].

La superficie de los implantes puede afectar a la cantidad de contacto hueso implante y a la formación de hueso laminar. Cuando una superficie es modificada con una textura rugosa se observa un incremento importante en el contacto hueso-implante. La rugosidad de implante puede mejorar la cicatrización inicial y entre otras cosas, las condiciones para realizar un protocolo de carga inmediata [71-72].

Hacen falta fuerzas mayores para desinsertar implantes con superficie rugosa comparados con los de superficie lisa [73]. La estabilidad primaria que proporciona la superficie rugosa del implante en comparación con la superficie lisa ha sido medida por frecuencia de resonancia demostrándose mayores valores de estabilización [74].

Además, las superficies lisas son menos exitosas sobre todo en aquellas condiciones óseas con bajo grado de densidad como ocurre frecuentemente en las áreas posteriores del maxilar superior [75].

Los implantes con superficie rugosa pueden prevenir la contracción del coágulo de fibrina sobre la superficie del implante devolviendo su capacidad osteoconductiva y favoreciendo la formación directa de hueso por las células osteogénicas [76].

Wei y cols. [77], realizan un estudio para evaluar a corto y mediano plazo la oseointegración de implantes de titanio comercial puro con diferentes tratamientos de superficie. Analizan el potencial de regeneración ósea y la retención mecánica en maxilar y mandíbula humanos.

Para ello usan 32 micro-implantes con la misma geometría pero con 4 tratamientos diferentes de superficie (maquinado, arenado, grabado ácido y arenado con grabado ácido). Se usan para el estudio, ocho pacientes, y cada uno de ellos recibe cuatro micro-implantes, cada uno de un tipo [77].

El análisis del porcentaje de contacto hueso-implante y la evaluación histológica se realiza a las 3, 6 y 12 semanas tras la implantación. Se hacen además test de torque de remoción a las 3 y 6 semanas de implantación para analizar la unión funcional de hueso [77].

Se obtiene como resultado que las superficies rugosas tienen una correlación significante con la evolución de la regeneración ósea. Las superficies con una rugosidad Ra de aproximadamente 4 mµ (arenadas, y arenadas y grabadas con ácido) muestran una rápida colonización de tejidos, unos valores de retención a la desinserción mayores, y se observa un mayor contacto hueso implante comparadas con las superficies mecanizadas y las grabadas con ácido [77].

Iezzi y cols. [78], consideran que implantes colocados en humanos y posteriormente recuperados con una interfase hueso-implante intacta, juegan un papel fundamental para la validación de los datos obtenidos de los estudios *in vivo* con animales experimentales.

Encuentran tres implantes con estas características en los archivos del Centro de Recuperación de Implantes de la Escuela Dental de la Universidad de Chieti-Pescara, en Chieti, Italia. Los tres implantes fueron colocados en dos fases (sumergidos) y formaban parte de pequeñas rehabilitaciones protésicas. Uno fue retirado por fractura en un aditamento, y los otros dos por fractura de los tornillos protésicos. Un implante era mecanizado y se encontraba en mandíbula, mientras que los otros dos eran arenados y se encontraban en maxilar y mandíbula. Todos se someten a un estudio histológico [78].

Los tres implantes muestran hueso laminar maduro y compacto en la interfase. Muchas áreas de remodelación se presentan en el hueso peri-implantario, especialmente en el interior de las roscas de los implantes. El hueso esta siempre en estrecho contacto con la superficie de los implantes [78].

Los resultados de los estudios demuestran que los implantes con diferentes superficies tras un periodo de carga de cinco años, mantienen un buen nivel de oseointegración, con una continua remodelación ósea en la interfase y altos porcentajes de contacto hueso-implante [78].

Los autores remarcan que a pesar de que en la literatura las superficies arenadas presentan un mayor índice de contacto hueso-implante, en el estudio no existe diferencia con la superficie mecanizada. Es una simple anécdota de la cual no se pueden sacar conclusiones. Además hay que tener en cuenta que estos implantes estaban ferulizados en pequeñas rehabilitaciones protésicas, por lo que los micromovimientos estaban más delimitados [78].

Geckili y cols. [79], realizan un estudio teniendo en cuenta que la estabilidad del implante ha sido identificada como uno de los factores que influyen en oseointegración de este. Para ello comparan la estabilidad de implantes arenados con dióxido de titanio (TiO_2), unos con tratamiento con fluoruro y otros sin el tratamiento durante las primeras 24 semanas tras la colocación de los implantes.

Participan en el estudio 27 pacientes edéntulos mandibulares que van a portar una sobredentadura retenida con dos implantes. Cada paciente recibe un implante arenado en la región canina derecha, y otro arenado con tratamiento de fluoruro en la región canina izquierda. Ambos implantes se colocan en la misma cirugía. Se realiza un análisis de resonancia de frecuencia en el momento que se colocan los implantes, a la 1, 2, 3, 4, 5, 6, 12 y 24 semanas [79].

No hubo diferencia significativa en los valores ISQ entre los dos tipos de implantes en el momento en el que se colocan en boca, y ambos consiguen índices similares tras 24 semanas. En las seis primeras semanas si presentan fluctuaciones significativas en los índices ISQ los implantes arenados, mientras que los arenados y tratados con fluoruro se mantienen más estables. En cada intervalo en el que se realiza mediciones, no se encuentran diferencias estadísticamente significativas entre los dos tipos de implantes [79].

Los mismos autores realizan otro estudio para evaluar la pérdida de hueso marginal en torno a implantes con las mismas características. Se tratan 52 pacientes edéntulos con sobredentaduras mandibulares sobre dos implantes, y se obtienen radiografías panorámicas e índices ISQ preoperatorios, en el momento en el que se colocan las sobredentaduras, a los 6 meses, al año, a los 2 años, y a los 3 años [80].

Cada paciente lleva un implante arenado, y otro arenado y tratado con fluoruro. No se observan relaciones significativas entre la pérdida de hueso marginal y los índices de ISQ obtenidos, por lo que la estabilidad primaria no influye. El tratamiento con fluoruro de los implantes arenados no se muestra efectivo en la prevención de la pérdida de hueso marginal [80].

El incremento de la rugosidad del implante para prevenir la pérdida de hueso marginal juega un papel crucial, mejorando la aposición ósea y la remodelación ósea en la interfase con el implante. Si la superficie es rugosa, el área total usada para transferir las fuerzas oclusales sobre el implante se incrementa, produciéndose una menor pérdida de hueso marginal [80].

Warren y cols. [81], realizan un estudio retrospectivo de 102 implantes en 48 sujetos que soportan una rehabilitación fija parcial posterior. El objetivo fue definir radiográficamente el comportamiento de la cresta ósea en implantes arenados con dióxido de titanio después de la colocación quirúrgica y la carga de estos, en localizaciones de maxilar y mandíbula posterior.

El hueso cortical es un factor determinante de la estética de los implantes y puede contribuir a la integridad biomecánica de las prótesis implanto-soportadas. Históricamente, aproximadamente de 1 a 1,5 mm de pérdida ósea se ha producido inmediatamente des pues de la cirugía de segunda fase y carga del implante. Consideraciones recientes en el diseño de los implantes sugieren que la tipografía de la superficie puede afectar a las respuesta de la cresta ósea [81].

La posición de la cresta ósea se mide según un punto de referencia en el implante (unión del bisel más coronal con la superficie arenada con TiO_2). Se evalúa cuando se coloca los implantes, cuando se coloca la prótesis, y de 6 a 36 meses tras la restauración. Un único investigador realiza las mediciones [81].

Los resultados indican que se puede esperar una pérdida ósea menos de 1 mm después de la colocación y carga de los implantes arenados con TiO_2. La estrecha aproximación de hueso con la interfaz del pilar-implante sugiere la atenuación de cualquier pérdida ósea inducida por microgaps. Otras razones para el mantenimiento de la cresta ósea pueden ser factores atribuidos a la rugosidad de la superficie del implante y de la carga en la unión cónica del pilar con el implante [81].

El estudio reafirma los resultados observados de niveles de creta ósea en otros estudios con implantes similares. El diseño del implante puede generar respuestas favorables en el hueso cortical. Se deben realizar más estudios comparativos para aclarar que factores del diseño del implante, a parte de su superficie, contribuyen a la respuesta radiográfica observada de la cresta ósea [81].

Se han publicado también estudios clínicos sobre carga inmediata con implantes de superficie arenada. Demuestran la posibilidad de la inserción quirúrgica de implantes como primera fase en el tratamiento mediante la carga inmediata del maxilar edéntulo. Realizar un diagnóstico preoperatorio y una correcta planificación mediante la realización de una técnica quirúrgica cuidadosa que valore la calidad y cantidad del hueso, así como la utilización de implantes con un diseño y superficie apropiados en número, longitud y diámetro permiten conseguir una estabilidad primaria para realizar un buen protocolo protésico [82-83].

Asímismo, también se han realizado estudios con implantes de superficie arenada en pacientes con situaciones más comprometidas, como en expansiones óseas y en rehabilitaciones fijas en pacientes desdentados mandibulares. En ambas situaciones, y tras un gran número de implantes insertados, se consiguen altas tasas de éxito, entre otros factores, por las características de la superficie arenada de los implantes [84-85].

A largo plazo se han publicado también algunos estudios con implantes con superficie arenada [86-87]. Un estudio prospectivo sueco a 10 años valora los resultados clínicos de 46 pacientes tratados con 121 implantes. El 20% de los implantes fueron cargados de forma inmediata y el 80% mediante dos cirugías. Se realizaron 22 coronas unitarias, 23 puentes fijos y 7 rehabilitaciones orales. Un implante fracasó por lo que el éxito implantológico fué del 99,2% a los 10 años [86].

Un segundo estudio italiano retrospectivo valora los hallazgos clínicos a 10 años de 210 implantes con superficie arenada en 59 pacientes.

Los implantes fueron cargados de forma inmediata. Después del periodo prolongado de seguimiento clínico, se perdieron 5 implantes (2,4%). Las tasas de éxito de los implantes insertados en hueso maduro y en localizaciones postextracción fue del 98,1% y 96,5, respectivamente [87].

5. CARACTERISTICAS TOPOGRAFICAS DE LAS SUPERFICIES ARENADAS

La superficie de los implantes constituye un aspecto importante de la implantología oral porque sus características físicas y químicas pueden influir en el desarrollo de una mejor respuesta tisular del huésped a los implantes. En este sentido, la energía, la carga y composición de la superficie de los implantes han sido modificadas con el objetivo de mejorar la interfase hueso-implante. De hecho, desde hace más de 25 años, se acepta que la superficie de los implantes constituye uno de los factores que influyen en la cicatrización tisular del lecho implantario y como consecuencia en el fenómeno de la oseointegración [1,5-6].

En el campo de la implantología oral, la rugosidad de la superficie del implante es considerada como uno de los aspectos más relevantes para establecer una unión clínica con el hueso del huésped. La rugosidad se obtiene por diversos métodos como la deposición electroquímica, el arenado, el grabado ácido o la combinación de estos tratamientos. La adherencia, proliferación y diferenciación celular in vitro sugiere que hay una positiva relación entre la superficie rugosa de los implantes y la unión de los osteoblastos [88-89].

Generalmente se acepta, que la topografía afecta a la interacción celular. La superficie rugosa mejora la oseointegración de los implantes de titanio. Más específicamente, esta interacción es intensamente influenciada por la topografía de la superficie ya que está asociada a las proteínas adherentes como la fibronectina. Además, la humectabilidad, energía y carga de la superficie también influyen en la respuesta biológica. La fibronectina es una de las proteínas más importantes en la adherencia celular jugando un papel en el desarrollo inicial de la diferenciación osteoblástica [88].

Un estudio recientemente publicado demuestra como las superficies arenadas presentan un buena formación ósea alrededor de los implantes a las 4 semanas de implantación de los implantes en animales de experimentación. El contacto hueso-implante estuvo cerca del 60%, siendo significativamente mayor que las superficies mecanizadas, anodizadas y grabadas [88].

Las superficies arenadas presentan una superficie rugosa que puede facilitar el desarrollo de una interfase bioactiva que mejora la diferenciación osteoblástica con lo que estimula la oseointegración. Las superficies arenadas están asociadas a una mayor viabilidad celular por lo que estas superficies mejoran la oseointegración y pueden ser interesantes para la aplicación clínica en pacientes [89].

La estabilidad biomecánica de los implantes oseointegrados es de particular importancia. La estabilidad está relacionada con la topografía de la superficie que proporciona propiedades fisicoquímicas a los tejidos mineralizados óseos de la interfase. El macronivel es definido como el rango de milímetros a micras. Esta escala está directamente relacionada con la geometría del implante con sus roscas y estrías y la superficie macroporosa. Una superficie altamente rugosa proporciona un aunión mecánica de la superficie del implante con el hueso del huésped [90-91].

Una superficie con perfilometría microtopográfica reune una respuesta sinérgica para estimular la diferenciación osteoblástica y la unión biomecánica que maximize la interfase hueso implante. Una superficie rugosa como la arenada provoca un mayor contacto hueso-implante y una mayor resistencia al torque de desinserción lo que le caracteriza con una mejor respuesta de anclaje biomecánico con el hueso del huesped [90-91].

Los implantes con superficie arenada han mostrado una significativa mejor unión hueso-implante que las superficies mecanizadas. De hecho este tipo de superficie arenada incrementa el BIC en estudios experimentales [92]. Un estudio demuestra como una superficie arenada microrrugosa y bioactiva acelera la regeneración del tejido óseo con una mayor retención mecánica [93].

La rugosidad de la superficie a nivel microscópico se ha convertido en un importante parámetro del diseño clínico de los implantes para conseguir la oseointegración. La rugosidad de la superficie no solamente incrementa el área de superficie sino que afecta a la morfología celular incrementando la diferenciación osteoblástica, la formación de hueso y el remodelado óseo [94].

Como demuestran la experimentación *in vitro*, desde un punto de vista celular, las diferentes superficies de implantes a las 6, 24 y 72 horas, suelen presentar una nivel favorable de adhesión y proliferación osteoblástica. A las 6 horas, los osteoblastos presentan una morfología globular con pseudópodos entre los picos y valles característicos de la topografía irregular de las superficies arenadas [95].

Un estudio reciente evalúa las superficies de los implantes por microscopio electrónico de barrido. La rugosidad irregular de la superficie de los implantes provoca una mayor unión mecánica al hueso del huésped. De esta forma, el grado de biocompatibilidad y osteoconducción de la superficie se mejora, sobre todo por las técnicas de tratamiento físico y químico, como el arenado con partículas de alúmina que aseguran su éxito [96].

El arenado es un tipo de tratamiento de superficie para mejorar la unión hueso-implante. La modificación de la rugosidad de la superficie de titanio está considerado como el principal efecto positivo del arenado. El arenado provoca un incremento de la macro y/o microrrugosidad de la superficie del implante. De hecho, el arenado con alúmina genera cargas negativas en la superficie del implante que estimulan la oseointegración entre el implante y el tejido óseo adyacente [97].

La viabilidad de las células madres mesenquimales ha sido analizada en dos estudios recientes con superficies de implantes con diferentes topografías mediante microscopio electrónico de barrido. La proliferación y la diferenciación osteogénica fué evaluada. Los resultados sugieren que las micro y nanotopografías por arenado con partículas de alúmina de 150-µm pueden ofrecer un método adecuado para estimular estos cambios celulares con una aplicación clínica posterior [98-99].

PLANTEAMIENTO DEL PROBLEMA

Actualmente, los implantes dentales oseointegrados son una de las opciones que nos aporta mayor tasa de éxito, predictibilidad y ventajas cuando rehabilitamos a pacientes con edentulismo unitario, múltiple o total. Es por esto que han sido usados ampliamente en la clínica dental, y han permitido avances considerables en la cirugía oral y maxilofacial [1].

Para que un implante funcione correctamente, es fundamental que se produzca su oseointegración, es decir, que se produzca una aposición de hueso neoformado en congruencia con el implante y que no exista microscópicamente tejido conjuntivo o fribroso en la interfase hueso-implante. Se debe producir una conexión firme, estable y duradera capaz de soportar las cargas fisiológicas normales [2-3].

La oseointegración del implante, depende de factores biológicos y sistémicos del paciente, pero también es importante la distribución de cargas entre hueso e implante, el procedimiento quirúrgico para su colocación, y el diseño y superficie del implante [4,6].

Para favorecer en medida de lo posible el proceso de cicatrización entre el hueso y el implante, varios estudios se han centrado en el diseño de la superficie de estos, modificando sus características físicas y químicas y topográficas. Los implantes en los estudios generalmente han sido de titanio, debido a la gran compatibilidad demostrada por este material en contacto con el hueso [25-29].

A partir de aquí, se han utilizado implantes con superficies tratadas de diversas formas: grabadas con ácido, chorreadas con plasma, de hidroxiapatita, tratadas con láser, arenadas, y varias técnicas combinadas para mejorar su oseointegración y aplicación clínica [31-32, 61-67,70-78].

Los diversos estudios demuestran que las superficies rugosas arenadas inducen una mejor respuesta ósea, influyendo en la absorción de proteínas, la adhesión de células osteoblásticas, y en el desarrollo de nuevo hueso en la superficie del implante [31-32, 98-99].

Mediante estudios *in vitro* se ha comprobado que las superficies arenadas crean un entorno único para la fijación inicial de células osteoblásticas, y parecen afectar a componentes del citoesqueleto celular para la propagación y locomoción de estas. Pueden facilitar el desarrollo de una matriz bioactiva para mejorar la diferenciación de los osteoblastos, mostrándose una mayor cantidad de células adheridas en estas superficies [32,36,44-46,58].

En estudios *in vivo*, se observa una gran cantidad de hueso neoformado en torno a estas superficies cuando se realiza la histología. A su vez, se aprecia un incremento del contacto hueso-implante (BIC), y son necesarios torques de desinserción más altos en estos implantes cuando los comparamos con otros tipos de superficies [61-67].

La rugosidad de la superficie del implante es considerada como uno de los aspectos más relevantes para establecer una unión estable con el hueso del huésped. La rugosidad se obtiene por diversos métodos como la deposición electroquímica, el arenado, el grabado ácido o la combinación de estos tratamientos. La adherencia, proliferación y diferenciación celular in vitro sugiere que hay una positiva relación entre la superficie rugosa de los implantes y la unión de los osteoblastos [88-89].

Las superficies arenadas presentan una superficie rugosa que puede facilitar el desarrollo de una interfase bioactiva que mejora la diferenciación osteoblástica con lo que estimula la oseointegración. Las superficies arenadas están asociadas a una mayor viabilidad celular por lo que estas superficies mejoran la oseointegración y pueden ser interesantes para la aplicación clínica en pacientes [89].

Desde un punto de vista experimental, junto con la superficie de los implantes, el diseño macroscópico debe tenerse también en cuenta para considerar el comportamiento de fatiga a lo largo del tiempo. La fatiga limita la utilización de estos materiales que juegan un papel importante en el éxito a largo plazo de los implantes [88].

La rugosidad de la superficie de los implantes y la estabilidad mecánica a largo plazo son dos parámetros muy importantes para sus aplicaciones clínicas. En este sentido, los objetivos del presente estudio doctoral son

1. Valorar la rugosidad y topografía de los implantes arenados comparados con otras superficies.

2. Evaluar el estrés residual para analizar el comportamiento de fatiga cíclica de los implantes arenados comparados con otras superficies.

MATERIAL Y MÉTODOS

1. TRATAMIENTO DE SUPERFICIE DE LOS IMPLANTES

Se prepararon 4 tipos diferentes de superficies, mecanizadas, arenadas, grabadas con ácidos y anodizadas.

Las superficies mecanizadas fueron obtenidas directamente del proceso de fabricación sin ningún tipo de tratamiento posterior.

Las superficies grabadas fueron obtenidas por un tratamiento con ácido fluorhídrico 0,35 M durante 15 segundos.

Las superficies arenadas fueron obtenidas por la acción de partículas de alúmina de 600 µm con una presión de 0,25 MPa.

Las superficies anodizadas fueron obtenidas por la acción de ácido clorhídrico 0,5 M y un voltaje de 320 v.

Galimplant ® (Sarria, España) fabricó los diferentes tipos de implantes con las modificaciones de superficies. Después del tratamiento de superficies, todos los implantes fueron limpiados ultrasónicamente, secados con nitrógeno y esterilizados con óxido etileno a 378° C a una presión de 760 mbar durante 5 horas.

2. MICROSCOPÍA ELECTRÓNICA DE BARRIDO (MEB)

La microscopía electrónica de barrido (MEB) permite la evaluación superficial exhaustiva de los implantes, así como la búsqueda e identificación de los posibles contaminantes y defectos presentes en la superficie.

Se procedió a la observación de la superficie del implante utilizando un microscopio electrónico de barrido SEM modelo "JSM-6400 Scanning Microscope" bajo unas condiciones de potencial de 20 KV. En la Figura 1 puede observarse el equipo SEM utilizado para el análisis de los componentes.

3. ENERGÍA DISPERSIVA DE RAYOS X (EDX)

El equipo de microscopia electrónica de barrido SEM utilizado para el estudio del implante dispone de una sonda de análisis composicional mediante energía dispersiva de rayos X (EDX), que se utilizó para el análisis composicional semicuantitativo de los diferentes elementos presentes en la composición del implante, ya que cada elemento emite un pico de rayos X específico. Se realizaron diversos análisis composicionales de área, así como uno o más análisis puntuales, con el fin de realizar el estudio completo de la superficie.

4. INTERFEROMETRÍA DE LUZ BLANCA

La evaluación de la rugosidad superficial de los componentes de las superficies analizada ha sido efectuada mediante la utilización de un equipo de intereferometría de luz blanca (Optical Profiling System, Wyko NT9300, Veeco Instruments, EEUU), tal y como puede observarse en la

Las imágenes realizadas necesitaron correcciones a través de filtros de fase del tipo Gaussiano, con el fin de permitir la separación de la curvatura e inclinación intrínsecas de la geometría del implante respecto de la rugosidad de la superficie. Las variables recogidas en todas las medidas se resumen en la Tabla 1.

Tabla 1. Variables topográficas descriptivas estudiadas.

Parámetros	*Descripción*
Sa o Ra *(Media aritmética de la desviación de la superficie)*	*El parámetro (Sa) representa el valor de rugosidad media del recubrimiento, que es el área comprendida entre el perfil de la rugosidad, formado por los diferentes desniveles y la línea media de este perfil, en función de la superficie medida. El parámetro (**Ra**) indica exactamente lo mismo que el parámetro (Sa), aunque se trata de un valor únicamente de altura.* $$S_a = \frac{1}{MN} \cdot \sum_{j=1}^{N} \sum_{i=1}^{M} \eta(x_i, y_i)$$
Sq o Rq *(Media de la raíz cuadrada de las desviaciones de la superficie):*	*Se calcula a través de la desviación estándar de las distancias del plano medio al perfil de la muestra. Este parámetro es más sensible que Ra a los valores extremos debido a la operación de raíz cuadrada. Tiene un carácter estadístico.* $$S_q = \sqrt{\frac{1}{MN} \cdot \sum_{j=1}^{N} \sum_{i=1}^{M} \eta^2(x_i, y_i)}$$
Rz	*Es la diferencia entre la media de los cinco puntos más altos y la media de los cinco puntos más profundos.*
Índice entre superficies (S area Index)	*Es la relación entre el área real y nominal e indica el grado de homogeneidad o planitud de la superficie.* $$S_i = \frac{S_{real}}{S_{nominal}}$$

5. ESTRÉS RESIDUAL

El estrés residual fué medido con un difractómetro incorporado a una configuración Bragg-Bentano (D500, Siemens, Germany). Las mediciones fueron realizadas por planos (213), con difracción $2\theta = 139{,}5°$. Las constantes elásticas del titanio en la dirección de los planos fueron EC = $(E/1+\theta)_{(213)} = 90{,}3\ (1{,}4)$ GPa.

11 angulos θ fueron evaluados, 0° y cinco positivos y 5 angulos negativos. La posición de los picos fue ajustada con una pseudofunción Voigt utilizando un software apropiado (Winplot®, acceso libre on-line), y fueron convertidos a distancias interplanares utilizando la ecuación de Bragg. El cálculo de regresión linear fué realizado con el software (Origin, Microcal, USA). El estrés residual es: $\sigma = EC * (1/d_0) *A$; donde d_0 i es la distancia interplanar para $\psi = 0°$.

6. TEST DE FATIGA CICLICA

El comportamiento a fatiga y el límite a fatiga del prototipo se determinan a partir de las curvas S-N (Tensión-Número de Ciclos) o curvas de Wöhler, que explican la relación entre la amplitud de las tensiones cíclicas y el número de ciclos para su rotura.

Para realizar los ensayos se utilizó una máquina de ensayos de tracción-compresión MTS Bionix 858 especialmente diseñada para trabajar sobre biomateriales que además tiene la posibilidad de realizar ensayos de fatiga y de torsión. Esta máquina fue equipada con una célula de carga MTS de 25 KN. El equipo se controló por medio de la conexión a un PC equipado con un paquete de software TESTAR II®.

Los ensayos se realizaron siguiendo las recomendaciones publicadas por la FDA en Class II Special Controls Guidance Documents: Roots-form Endosseous Dentalt Implants and Endosseous Dental Implants Abutments y la Norma ISO 14801:2008 [100]. Los pilares a evaluar tenían un ángulo de 30° respecto al eje del implante. El conjunto se sujetó a un soporte especialmente diseñado para ensayos con implantes dentales y se fijó con una inclinación de 40° respecto al eje z de la máquina de tracción-compresión (Figura 5). Los 40° tienen como finalidad dejar una inclinación de 10° no corregida respecto al eje z de la máquina de tracción-compresión tal y como recomienda la normativa de la FDA. Además se dejó un espacio de 3mm desde el ápice del implante sin sujetar simulando una reabsorción ósea de 3mm.

En primer lugar, se realizaron cinco ensayos de resistencia a la inclinación seleccionada para determinar el límite elástico del material y la fuerza máxima de rotura. A partir de estos resultados, se efectuó el ensayo de fatiga a diferentes porcentajes del límite elástico obtenido, del 60-90%, obteniendo el número de ciclos hasta la rotura. La finalidad es encontrar la fuerza a la cual la muestra soporta cinco millones de ciclos, carga a la que se considera límite a fatiga según indica la normativa. Se realizó tres ensayos para la fuerza considerada límite de fatiga y dos para el resto de tensiones analizadas. La relación entre carga máxima y mínima es del 10%. Los implantes se cargaron con una función de fatiga sinusoidal a una frecuencia de 15Hz. El ensayo se realizó a temperatura ambiente. Los datos obtenidos se representan en un gráfico, fuerza en función del número de ciclos hasta la rotura.

7. METODO ESTADÍSTICO

Se utilizó un programa de software estadístico Minitab 13.1 (Minitab, Pensilvania, EE.UU.) Para observar si las diferencias entre las diferentes superficies de eran estadísticamente significativas se procedió a realizar un análisis de la varianza con el test de comparación múltiple de Fisher con muestras pareadas y no pareadas.

RESULTADOS

1. SUPERFICIES DE LOS IMPLANTES

1.1. SUPERFICIE MECANIZADA

La superficie mecanizada mostraba unas características originadas por la fabricación directa del implante sin ningún tratamiento añadido. La superficie era más lisa y ligeramente ondulada con pequeños picos bandas superficiales visibles a mayor aumento.

1.2. SUPERFICIE GRABADA

La superficie grabada mostraba unas características originadas por la fabricación directa del implante y la acción de ácido fluorhídrico 0,35 M durante 15 segundos. La superficie presentaba una miríada de pequeños cráteres y excrecencias. Las paredes de los cráteres tenían una estructura con un patrón característico y pequeños orificios a su entrada.

1.3. SUPERFICIE ANODIZADA

La superficie anodizada mostraba unas características originadas por la fabricación directa del implante y la acción de ácido clorhídrico 0,5 M y un voltaje de 320 v. La superficie mostraba numerosos poros abiertos o cráteres distribuidos por toda la superficie donde los orificios protruyen en los cráteres más prominentes.

1.4. SUPERFICIE ARENADA

La superficie arenada mostraba unas características originadas por la fabricación directa del implante y la acción de partículas de alúmina de 600 µm con una presión de 0,25 MPa. La superficie era mucho más rugosa con una estructura más heterogénea con picos y valles que variaban de geometría mostrando facetas planas. Las facetas tenían también irregularidades como bandas y hoyos.

2. RUGOSIDAD DE LA SUPERFICIE DE LOS IMPLANTES

El presente estudio doctoral analiza dos factores relacionados con la superficie de los implantes dentales, la rugosidad y la topografía. Los resultados demuestran que las superficies arenadas analizadas (Ra 3,43 ± 0,4 µm) presentan, significativamente, un mayor grado de rugosidad que las anodizadas (Ra 1,74 ± 0,2 µm), las grabadas (Ra 1,69 ± 0,1 µm) y las mecanizadas (Ra 0,33 ± 0,1 µm). Además, las grabadas fueron significativamente más rugosas que las mecanizadas (Tabla 1).

TABLA 1
RUGOSIDAD DE LAS DIFERENTES SUPERFICIES ENSAYADAS
Valores medios y desviación standard

Superficie	Ra (µm)	Pc (cm^{-1})
Mecanizada	0,33 ± 0,1	150,9 ± 69
Grabada	1,69 ± 0,1	198,3 ± 34
Anodizada	1,74 ± 0,2	82,1 ± 10
Arenada	3,43 ± 0,4	92,1 ± 13

Este trabajo de investigación analiza dentro de las características topográficas de las superficies analizadas, el parámetro Pc (cm^{-1}), que representa el número de picos en el perfil por longitud de análisis. Los datos indican los siguientes valores de las superficies arenadas (92,1 ± 13), mecanizadas (150,9 ± 69), grabadas (198,3 ± 34) y anodizadas (82,1 ±10). Las superficies grabadas y mecanizadas presentaban un mayor número de picos en su perfilometría (Tabla 1).

3. EL ESTRÉS RESIDUAL DE LA SUPERFICIE DE LOS IMPLANTES

Todas las superficies ensayadas mostraron un estrés residual de tipo compresivo, ya los valores fueron negativos (Figura 5).

Los resultados demuestran que el estrés residual de los diferentes tipos de superficies de los implantes ensayados mostraba que la superficie arenada indicaba un mayor estrés residual compresivo (más de -200 mPa) que las demás superficies tratadas, anodizada y grabada, que eran similares a la mecanizada (menor de – 50 mPa)

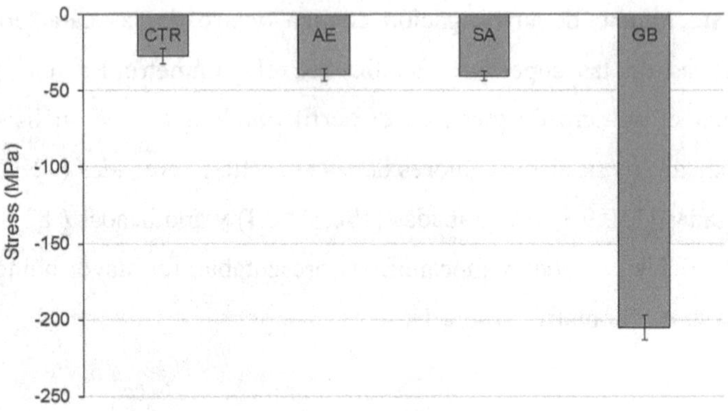

Estrés residual

Figura 5

4. LA FATIGA CICLICA DE LOS IMPLANTES

Los resultados del presente estudio doctoral demuestran que existían cambios relacionados con la resistencia a la fatiga cíclica. De hecho, se observa que los implantes con superficie arenada presentaban una mayor resistencia a la fatiga cíclica ya que es la única superficie ensayada que resiste la fractura del implante por encima de 5 millones de ciclos, superando a las demás superficies (Figura 6).

Los implantes con superficie mecanizada presentaron mejor comportamiento a la fatiga que los implantes con superficie grabada y anodizada, con un punto crítico de fractura alrededor de 3,5 millones de ciclos; mientras que los implantes con superficie grabada presentaron una resistencia de aproximadamente 2,5 millones de ciclos (Figura 6).

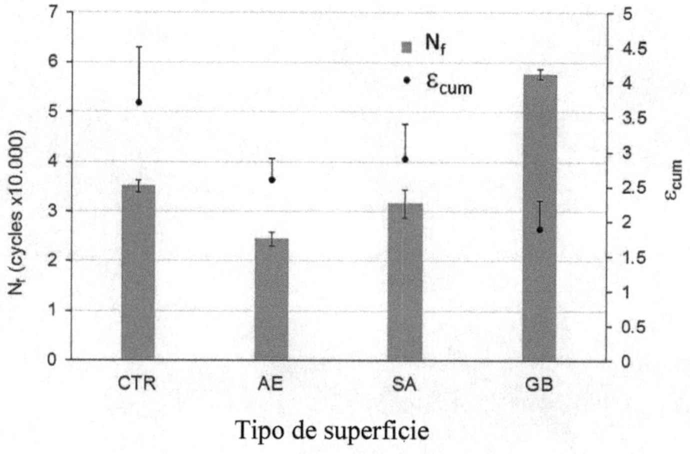
7
6
5
4
3
2
1
0
N_f (cycles x10.000)
5
4.5
4
3.5
3
2.5
2
1.5
1
0.5
0
ε_cum
N_f
ε_cum
CTR
AE
SA
GB
Tipo de superficie

Figura 6

DISCUSIÓN

1. SUPERFICIE DE LOS IMPLANTES

La respuesta de los tejidos del huésped a la inserción de implantes es controlada ampliamente por la naturaleza y textura de la superficie del implante. Comparada con las superficies mecanizadas o lisas, las superficies tratadas o rugosas presentan una mayor área de contacto para favorecer el proceso biológico de la oseointegración. Los implantes dentales pueden pueden ser tratados con diversos procedimientos para obtener diferentes superficies cuyo principal objetivo es favorecer la actividad celular y mejorar la aposición de hueso [101-102].

La textura y topografía de la superficie de los implantes ha sido investigadas en implantologia oral durante los últimos años con un creciente interés. De hecho, diversos tipos de superficies con diferentes grados de rugosidad han sido estudiados en experimentación *in vitro* e *in vivo* y posteriormente se han utilizado en la práctica clínica con un elevado éxito para los pacientes [25-30].

Estas superficies pueden tener la capacidad de estimular el crecimiento directo del tejido óseo y conseguir la oseointegración cunado se insertan los implantes en las localizaciones alveolares óseas. Muchas superficies de implantes están basadas en el hecho de poder adaptar sus irregularidades de 1-100 μm que alteran la topografía del implante para mejorar notablemente su estabilidad biológica [90-92,102]. Las superficies rugosas de los implantes presentan una mayor área de contacto con el tejido óseo del huésped, y pude ser muy importante en aquellas situaciones donde existen un menor volumen o densidad del hueso alveolar [102].

Basado en la escala topográfica, las superficies de los implantes dentales, pueden ser clasificadas en macro, micro y nanosuperficies. Diversos métodos han sido desarrollados para modificar la topografía superficial y la composición química de los materiales implantológicos [65-66,101]. Las superficies con perfilometría macroscópica tienen una rugosidad en el rango de milímetros a micras y está relacionada con la geometría del implante (estrías o roscas tratada). Los implantes roscados y tratados están diseñados para obtener una carga compresiva en el tejido circundante corticla y/o medular óseo, y alcanzar un grado notable de estabilidad primaria que favorezca el crecimiento óseo [101-103].

Las superficies con perfilometría microtopográfica tienen una rugosidad del rango de 1-10 μm. Esta microsuperficie estimula la osteoconducción (migración de hueso nuevo) a través de cambios en la topografía de la superficie y osteoinducción (diferenciación de tejido óseo nuevo) a lo largo de la superficie del implante; utilizando al implante como un vehículo de liberación local de agentes bioactivos (proteínas morfogenéticas, matriz ósea). Este tipo de superficies tienen un mayor porcentaje de contacto hueso-implante sobre todo las arenadas por la acción de alúmina o las grabadas por la acción de ácidos [101-103].

Recientemente, se han propuestos diversos métodos para crear nanotopografía en la superficie de los implantes. Se han compactado nanopartículas de óxido de titanio, se han realizado modificaciones como peroxidación por la acción de ácidos/álcalis y deposiciones cristalinas para crear una superficie nanotopográfica. Este perfil nanotopográfico puede jugar un papel en la absorción de proteínas y en la adherencia osteoblástica que favorezca la osoeintegración [104-107].

El presente estudio doctoral analiza los dos factores más relevantes de la superficie de los implantes dentales, la rugosidad y la topografía. Los resultados demuestran que las superficies arenadas analizadas (Ra 3,43 ± 0,4 μm) presentan, significativamente, un mayor grado de rugosidad que las anodizadas (Ra 1,74 ± 0,2 μm), las grabadas (Ra 1,69 ± 0,1 μm) y las mecanizadas (Ra 0,33 ± 0,1 μm). Además, las grabadas fueron significativamente más rugosas que las mecanizadas.

El parámetro Ra representa el valor de rugosidad media de la superficie del implante, que es el área comprendida entre el perfil de la rugosidad, formado por los diferentes desniveles y la línea media de este perfil, en función de la superficie medida [101].

Los valores elevados del parámetro Ra favorecen la oseointegración de los implantes dentales en periodos de cicatrización a corto y medio plazo, como presentan las superficies arenadas con niveles de retención mayores que las superficies anodizadas, grabadas o mecanizadas. Estas superficies arenadas muestran un grado de rugosidad que se correlaciona positivamente con la adhesión celular y la actividad osteoblástica [108].

Este trabajo de investigación doctoral analiza dentro de las características topográficas de la superficies analizadas, el parámetro Pc (cm^{-1}), que representa el número de picos en el perfil por longitud de análisis. Los datos indican los siguientes valores de las superficies arenadas (92,1 ± 13), mecanizadas (150,9 ± 69), grabadas (198,3 ± 34) y anodizadas

(82,1 ±10). Las superficies grabadas y mecanizadas presentaban un mayor número de picos en su perfilometría.

Además, estos cambios en la perfilometría de la superficie se relacionan directamente con la absorción de selectivas proteínas, síntesis de colágeno y maduración de los condrocitos que tienen una significativa influencia en la osoeintegración. Los implantes con superficie microestructurada, como las arenadas, presentan una intenso contacto hueso-implante que se manifiesta por una mayor retención mecánica [108].

Los fenómenos de adhesión celular sobre las superficies de los implantes dentales incluyen el papel específico de las proteínas de la matriz extracelular adherente (fibronectina, osteopontina, etc) y receptores de membrana (ej. integrinas) presentes en las células adherentes [109]. Las células adherentes osteoprogenitoras producen estas proteínas que influyen en la naturaleza de la superficie de titanio, indicando que la topografía de la superficie estimula cambios ambientales que representan señales para estas células [110].

Cambios en la superficie de los implantes de titanio, pueden, de hecho, alterar las señales de las proteínas para iniciar el desarrollo de las células adherentes osteoblásticas. La topografía, pues, estimula la formación de matriz ósea que influye en un grupo de procesos celulares que incluyen la migración, la organización de la matriz, la organización del citoesqueleto y las señales intracelulares [111].

Las señales que son mediadas por la topografía modificada de la superficie de titanio incluyen la intervención de las integrinas. Las proteínas como la osteopontina y la osteocalcina está presentes en los cultivos celulares osteoblásticos de las superficies arenadas con albúmina y grabadas con ácidos. Es decir, la topografía de la superficie de los implantes puede modular las señales, a través de los receptores de membrana y transmitirlas al ADN del núcleo, de la respuesta celular durante el complejo proceso de la oseointegración [112].

Aunque la mayoría de los estudios sobre oseointegración se han centrado en el cultivo de las células de estirpe osteoblástica, sin embargo, el proceso de la oseointegración no está representado totalmente solo por las interacciones osteoblasto-superficie. De hecho otros tipos celulares se observan adheridos anteriormente a la superficie de los implantes, como los componentes extravasculares de la sangre, especialmente las plaquetas y los monocitos que acuden por el daño tisular [111].

Se ha demostrado que la adhesión de las plaquetas a las superficies microrrugosas de los implantes está relacionado con su grado de rugosidad topográfica. Además, esta respuesta trombogénica es esencial en el proceso de la osteoconducción. Una mayor activación de las células sanguíneas está presente en las superficies arenadas comparadas con las mecanizadas o las recubiertas con hidroxiapatita [111,113].

La evidencia científica experimental demuestra que las proteínas y las células adherentes sanguíneas y óseas están sujetas a las modificaciones topográficas de la superficie de los implantes dentales, lo que sugiere que la topografía de los implantes influye directamente en la función celular. Dependiendo del tipo celular, diferentes procesos biológicos pueden ser modulados. Con respecto a la osteogénesis y a la osteoinducción, los cultivos celulares indican que la adhesión a superficies microrrugosas, como las arenadas, se incrementan con la expresión de proteínas morfogenéticas con lo que se estimula la osteogénesis y la presencia de las células osteoprogenitoras [109-113].

2. EL ESTRÉS RESIDUAL DE LOS IMPLANTES

La tensión o estrés residual de los materiales sucede durante su proceso de fabricación o puede acumularse en el paso de los años. La tensión o estrés residual puede tener efectos negativos en relación a la calidad del material, su durabilidad y su vida. La detección precisa del estrés residual es un elemento importante en el proceso de control de calidad y ayuda a predecir la vida de servicios de los materiales [114].

La difracción de rayos X (DRX o XRD) constituye la única forma precisa de medir la tensión residual de manera no destructiva. La difracción por rayos X ofrece un método de medición sin contacto que ofrece una resolución espacial incomparable, sobre todo en materiales macizos como son los implantes dentales [114].

En el presente estudio de investigación doctoral, el estrés residual fué medido con un difractómetro incorporado a una configuración Bragg-Bentano. La posición de los picos fue ajustada con una pseudofunción Voigt utilizando un software apropiado, y fueron convertidos a distancias interplanares utilizando la ecuación de Bragg. Esta metodología es la utilizada en los estudios sobre estrés residual en las investigaciones realizadas en el campo de la implantología oral [88,115-116].

Las tensiones residuales son aquellas que permanecen después de ser causadas por fuerzas externas. Pueden permanecer sin la causa externa. El estrés residual se produce en los implantes por la acción de tratamientos para incrementar la rugosidad de la superficie o por otros procedimientos como altas temperaturas (600º). La variación del estrés residual puede ser compleja y puede variar entre la compresión y la tracción [114].

Los resultados del presente estudio doctoral, demuestran que el estrés residual de los diferentes tipos de superficies de los implantes ensayados mostraba que la superficie arenada indicaba un mayor estrés residual compresivo (más de -200 mPa) que las demás superficies tratadas, anodizada y grabada, que eran similares a la mecanizada (menor de – 50 mPa).

En este sentido, la rugosidad y el estrés residual mejoran la capacidad de remodelación ósea, estimulando la oseointegración de los implantes dentales en las localizaciones correspondientes. Una superficie de los implantes más estable proporciona unos importantes beneficios a la unión hueso-implante. Por esta razón, es importante caracterizar inicialmente las propiedades de la superficie de los implantes para mejorar su vida útil. El mayor estrés residual compresivo de las superficies arenadas, dificulta el desarrollo de fracturas en la superficie y protege su integridad de la fatiga del material [88].

Un estudio confirma los resultados del presente estudio doctoral y señala la importancia de los tratamientos de superficie de los implantes sobre su vida activa y el estrés residual [116]. La tensión o estrés residual de 4 superficies, mecanizada, grabada, arenada, y arenada+grabada fueron ensayadas. La topografía, la rugosidad, los defectos de superficie, los cambios microestructurales y el estrés residual fueron valorados para cada superficie [116].

Los resultados de este estudio demuestran que las superficies arenadas+grabadas (Ra 4,42 ± 0,37 μm) y las arenadas analizadas (Ra 4,28 ± 0,78 μm) presentan un mayor grado de rugosidad que las grabadas (Ra 3,30 ± 0,63 μm) y las mecanizadas (Ra 0,79 ± 0,10 μm).

El tratamiento con grabado ácido disminuyó la resistencia a la fatiga, y provocó el desarrollo de cracks en la superficie; mientras que el arenado+grabado mostró un comportamiento similar con respecto a la superficie mecanizada [116]. La superficie arenada generó un estrés residual compresivo y una deformación plástica superficial que mejoró la resistencia a la fatiga del material [116].

En determinadas ocasiones, la observación de las superficies de fracturas en las superficies arenadas y arenadas+grabadas revelan que pueden tener lugar por debajo de la superficie de los implantes. Este hecho estaría asociado a la presencia de tensiones residuales compresivas provocadas por el tratamiento arenado que localizan la máxima tensión aplicada por debajo de la superficie [117-118].

Desde esta perspectiva, las superficies arenadas y las arenadas+grabadas pueden evidenciar defectos superficiales similares (microcavidades, corrosión intergranular) pero comportamientos a la fatiga muy diferentes. Se puede interpretar que la existencia de tensiones residuales de compresión limita la influencia que los defectos superficiales en la vida a la fatiga de los implantes [117-118].

3. LA CARGA CICLICA DE LOS IMPLANTES

La utilización de los implantes dentales constituye un sustituto para los dientes perdidos que se ha convertido en una solución frecuente en la práctica de la odontología. Para disminuir la tasa de fracasos de los implantes, se han desarrollado los estudios preclínicos que analizan y comparan los diversos componentes de los sistemas de implantes. Los posibles resultados de estos tests representan los peores escenarios que ayudan a los clínicos de la implantología a elegir los sistemas de implantes para conseguir buenos resultados a largo plazo.

Los tests de fatiga cíclica intentan investigar la durabilidad mecánica de los sistemas de implantes previamente a su utilización clínica con el fin de evitar las intervenciones necesarias cuando surgen los fracasos de los implantes. En este sentido, son utilizados muchos parámetros por los investigadores como son el número de ciclos de fatiga, las cargas aplicadas, la frecuencia de las cargas, la presencia de fluidos ambientales, las condiciones hidrotérmicas, etc [119].

Aunque la fractura estática puede ayudar a identificar la durabilidad de los componentes de los implantes, una de las principales causas de fracasos estructurales en implantología oral es, frecuentemente, una consecuencia de la fatiga. A este respecto, la carga cíclica puede ser considerada una aproximación relevante más clínica. Las restauraciones con implantes fracasan más frecuentemente con la carga cíclica, ya que valora la extrema capacidad elástica de los implantes frente a una relativa mayor carga estática[120-121].

Las repetidas tensiones pueden predisponer a las restauraciones con implantes al fracaso por fatiga. Para intentar homogeneizar los diferentes tests de fatiga cíclica, se ha desarrollado la Norma ISO 14801 [100] que es utilizada como un método estándar, requiriendo 5 millones de ciclos. 2 millones de ciclos se corresponden con 4 años de actividad normal oclusal y masticatoria [122].

En el presente estudio de investigación doctoral, se siguieron estas recomendaciones internacionales, ya que los ensayos se realizaron siguiendo las recomendaciones publicadas por la FDA y la Norma ISO 14801:2008 [100]. En primer lugar, se realizaron los ensayos de resistencia para determinar el límite elástico del material y la fuerza máxima de rotura. A partir de estos resultados, se efectuó el ensayo de fatiga a diferentes porcentajes del límite elástico, obteniendo el número de ciclos hasta la rotura. La finalidad era encontrar la fuerza a la cual la muestra soporta cinco millones de ciclos, carga a la que se considera límite a fatiga según indica la normativa.

Los materiales utilizados en medicina normalmente se someten a tratamientos de superficie muy específicos. Las propiedades de la superficie se encuentran entre las principales razones que explican el éxito de titanio en la medicina. Sin embargo, la enorme cantidad de superficies disponibles y los procesos de tratamiento utilizados influyen no solamente las reacciones biológicas y la compatibilidad de la interfase, sino también los aspectos funcionales del dispositivo, la fuerza y la fatiga. La existencia de grietas, fisuras, poros o inclusiones pueden cambiar dramáticamente las características o la resistencia del dispositivo implantológico bajo cargas funcionales [123].

Los procesos de tratamiento de superficie mecánicos, térmicos, químicos o electroquímicos, como fresado, rectificado, pulido, limpieza, decapado, arenado, grabado, oxidación térmica o anódica, tratamiento de plasma, recubrimiento sol-gel, deposición física/química de vapor y las técnicas de microfabricación influyen y determinan las características de la superficie del implante y sus propiedades mecánicas. Esto significa que el tratamiento de superficie tiene que ser analizado no sólo *in vitro* e *in vivo* con respecto a las distintas reacciones de los tejidos, sino también en cuanto a su respuesta biomecánica funcional y sus consecuencias en las cargas mecánicas [123].

En el presente estudio doctoral se analizaron 4 tipos de superficies de implantes, mecanizadas, arenadas, grabadas, y anodizadas. Las superficies mecanizadas fueron obtenidas directamente del proceso de fabricación sin ningún tipo de tratamiento posterior. Las superficies arenadas fueron obtenidas por la acción de partículas de alúmina de 600 μm con una presión de 0,25 MPa. Las superficies grabadas fueron obtenidas por un tratamiento con ácido fluorhídrico 0,35 M durante 15 segundos. Las superficies anodizadas fueron obtenidas por la acción de ácido clorhídrico 0,5 M y un voltaje de 320 v.

Los resultados del presente estudio doctoral demuestran que además de los cambios en la rugosidad de estas superficies ensayadas y de los diferentes grados de estrés residual, también existían importantes cambios relacionados con la resistencia a la fatiga cíclica. De hecho, se observa que los implantes con superficie arenada presentaban una mayor resistencia a la fatiga cíclica ya que es la única superficie ensayada que resiste la fractura del implante por encima de 5 millones de ciclos, superando a las demás superficies.

Los implantes con superficie mecanizada presentaron mejor comportamiento a la fatiga que los implantes con superficie grabada y anodizada, con un punto crítico de fractura alrededor de 3,5 millones de ciclos; mientras que los implantes con superficie grabada presentaron una resistencia de aproximadamente 2,5 millones de ciclos.

Los resultados del presente estudio confirman que la superficie de los implantes influye además de en su respuesta biológica u oseointegración, en su comportamiento biomecánico y en la vida activa del implante. Las muestras de implantes con superficie arenada demuestran un comportamiento mejor ante la fatiga cíclica por el efecto protector del un mayor estés residual compresivo que dificulta el desarrollo de cavidades o cracks en la superficie.

La superficie arenada ensayada presenta un incremento en la rugosidad por la acción a alta presión de las partículas abrasivas de alúmina que provocan una tensión plástica local. Tanto la superficie arenada como la mecanizada presentaron un mejor comportamiento de fatiga cíclica que las grabada y anodizada, porque estos tratamientos requieren una mayor concentración de hidrógeno que se incorpora a la superficie del implante, produciendo compuestos híbridos que reducen la respuesta a la fatiga [103,125].

Además, de la superficie, el diseño macroscópico del implante tiene una importante influencia sobre la resistencia del dispositivo. El diseño tiene que tomar en cuenta los aspectos relevantes que influye la geometría como son la resistencia a la fatiga o las zonas de concentración de estrés [123].

La evaluación de los diferentes tipos y magnitudes de cargas aplicadas sobre el implante determinan la selección de los parámetros geométricos como son la sección transversal, espesor o anchura que permiten resistir a los requisitos de fatiga. Otro aspecto a considerar es la determinación del límite de fatiga o la resistencia del material. Para el titanio, ya sea puro o en aleaciones, el comportamiento de la fatiga depende en gran medida de su composición, así como de procesos, tales como la deformación plástica, que se producen durante la fabricación del dispositivo [116,124].

Un implante dental tiene que ser diseñado de acuerdo con los efectos a que están sometidos en su aplicación clínica. Estos efectos, como la fuerza y los criterios de rigidez, sólo pueden ser evaluados por medio de investigaciones detalladas y pruebas experimentales como son los tests de fatiga cíclica [116,119].

Aunque la mayoría de los dispositivos médicos como los implantes dentales se cargan de forma dinámica, las propiedades mecánicas de las muestras de material determinado bajo cargas estáticas son parámetros fundamentales y los primeros valores verificados en el proceso de diseño [92,123].

Además de los implantes dentales, los estudios de fatiga son importantes para determinar el comportamiento biomecánico de otros componentes que intervienen en la respuesta a la carga funcional, como son los pilares y los tornillos de conexión. En este sentido, la fatiga puede incidir negativamente sobre estos componentes y afectar a sus resultados biomecánicos y clínicos [124].

En este sentido, el sistema más común de unión entre implantes y pilares es la conexión mediante un tornillo que une las dos superficies (interfases) mediante presión. Este sistema crea una fricción estática entre los componentes. La cantidad de fricción estática depende del área de las superficies de unión y de las fuerzas que actúan perpendicularmente a su plano [126].

A nivel mecánico, esta fijación indica que cualquiera dislocación o rotación de dos componentes es impedida por la fricción estática existente entre sus superficies. Esta fricción estática resulta de la presión inicial que es aplicada cuando las dos superficies contactan entre ellas. Esta fuerza puede ser sobrepasada por fuerzas exteriores eliminando el efecto de autofijación. La cantidad de fricción estática, y por lo tanto de autofijación, es determinada por la geometría y coeficiente de fricción de los componentes implicados y por la presión de contacto inicial [126].

En contraste con la determinación del comportamiento mecánico bajo cargas estáticas en que las investigaciones analíticas revelan datos muy realistas, la determinación del comportamiento de la fatiga bajo cargas dinámicas se realiza preferentemente de forma experimental mediante los test de fatiga cíclica [118-119].

Para los diversos grados de titanio puro, así como para las aleaciones de titanio, la resistencia a la fatiga aumenta desde el titanio comercialmente puro de bajo grado hasta las aleaciones de titanio. La importancia de las pruebas de fatiga es confirmada por el hecho de que el material, así como el efecto de los aspectos geométricos influye en el resultado final. El fabricante tiene que saber que el titanio cuando sufre la misma cantidad de deformación que el acero, es sometido a la mitad del estrés lo que provoca una resistencia a la fatiga más favorable [116,124].

En el presente estudio doctoral, la geometría macroscópica de los implantes fué la misma en todas las pruebas ensayadas, solamente se diferenciaron en el tipo de superficie, por lo que los valores obtenidos para el límite de carga de fatiga no fueron influenciados por diferentes tipos de diseño como son el cuello, la conexión protésica, la forma y las estrías o roscas de los implantes.

En este sentido, la morfología macroscópica de los implantes puede influir en su comportamiento biomecánico ya que la estabilidad primaria de los implantes es consecuencia además del hueso y del procedimiento quirúrgico, sobre todo de la forma del implante. Para las mismas superficies, las diferencias en la inserción de los implantes se reflejarían en las diferentes geometrías. La forma cilíndrica tendría una menor estabilidad que la forma cónica. El comportamiento biomecánico se correspondería con las diferentes roscas y estrías y áreas de superficies [127].

Los implantes utilizados en el presente estudio doctoral también tenían el mismo diámetro para no influir en su comportamiento ante la carga de fatiga cíclica, ya que se ha demostrado que los diferentes diámetros de los implantes pueden influir en su respuesta biomecánica. Los implantes ensayados presentaban un diámetro de 3,8 mm y una longitud de 10 mm. En los estudios de fatiga cíclica suelen seleccionarse implantes de diámetro reducido para valorar mejor el punto crítico de fractura que los implantes de diámetro normal (4 mm) o ancho (5-6 mm). Este mayor margen de seguridad contribuye a una menor probabilidad de fracasos por fractura de los implantes [128-129].

Los resultados del presente estudio de ensayo de fatiga demuestra como antes determinados millones de ciclos de carga, los implantes se fracturan por la zona más débil; sin embargo no existe una relación evidente entre los resultados experimentales y las situaciones clínicas ya que la fractura del implante insertado en el hueso maxilar o mandibular depende, como se ha expresado anteriormente, de un proceso complejo de factores [130].

CONCLUSIONES

PRIMERA. La rugosidad y topografía de la superficie de los implantes constituyen algunos aspectos esenciales para mejorar notablemente su estabilidad biológica y respuesta biomecánica.

SEGUNDA. La superficie arenada incrementa la rugosidad de la superficie del implante por la acción de las partículas abrasivas de alúmina a alta presión que provoca una tensión plástica local y puede mejorar la oseointegración.

TERCERA. El estrés residual se produce en los implantes por la acción de tratamientos para incrementar la rugosidad de la superficie o por otros procedimientos como altas temperaturas, pudiendo variar entre la compresión y la tracción.

CUARTA. El estrés residual compresivo de la superficie de los implantes mejora la respuesta biomecánica en la superficie arenada, aunque incrementa modificaciones en las otras superficies, especialmente, la grabada y anodizada

QUINTA. La rugosidad y el estrés residual mejoran la capacidad de remodelación ósea, estimulando la oseointegración de los implantes dentales, proporcionando una mayor estabilidad de la superficie con importantes beneficios a la unión hueso-implante.

SEXTA. Los tests de fatiga cíclica intentan investigar la durabilidad mecánica de los sistemas de implantes previamente a su utilización clínica con el fin de evitar las intervenciones necesarias cuando surgen los fracasos de los implantes.

SEPTIMA. Los implantes con superficie arenada presentan una mayor resistencia a la fatiga cíclica. Los implantes con superficie mecanizada presentan mejor comportamiento a la fatiga que los implantes con superficie grabada y anodizada.

OCTAVA. La investigación experimental de la superficie de los implantes y de su comportamiento biomecánico es esencial para el desarrollo de nuevos sistemas de implantes que mejoren la función oral de los pacientes con pérdidas dentales.

BIBLIOGRAFÍA

1.Velasco E, Pato J, Segura JJ, Medel R, Poyato M, Lorrio JM. La investigación experimental y la experiencia clínica de las superficies de los implantes dentales (I). Dentum 2009; 9: 36-42.

2.Vanegas JC, Landinez N, Garzón-Alvarado D. Generalidades de la interfase hueso-implante dental. Basic principles of bone-dental implant interphase. Rev Cubana Invest Bioméd 2009; 28.

3.Esposito M, Hirshc JM, Lekholm U, Thomsen P. Biological factors contributing to failures of osseointegrated oral implants (I). Succes criteria and epidemiology. Eur J Oral Sci 1998; 106: 527-551.

4.Vanegas JC, Garzón-Alvarado D, Casale M. Interacción entre osteoblastos y superficies de titanio: aplicación en implantes dentales. Rev Cubana Invest Bioméd 2010; 29: 51-68.

5.Alberktsson T, Johansson C. Osteoinduction, osteoconduction and osseointegratión. Eur Spine J 2001; 10: 96-101.

6.Davies J. Understanding peri-implant endosseous healing. Journal of dental education 2003; 67: 932-949.

7.Huang Y, Xiropaidis AV, Sorensen RG, Albandar JM, Hall J, Wikesjö U. Bone formation at titanium porous oxide (TiUnite) oral implants in type IV bone. Clin Oral Impl Res 2005; 16: 105-11.

8.Ellingsen J, Thomsen P, Lyngstadaas P. Advances in dental implant materials and tissue regeneration. Periodontology 2000 2006; 41: 136-56.

9.Sikavitsas V, Temenoff J, Mikos A. Biomaterials and bone mechanotransduction. Biomaterials 2001; 22: 2581-93.

10.Aparicio C. Tratamientos de superficie sobre titanio comercialmente puro para la mejora de la osteointegración de los implantes dentales. [Tesis Doctoral]. Barcelona, España: Universitat Politécnica de Catalunya, 2005: 1-47.

11.Stanford CM, Schneider GB. Functional behaviour around dental implants. Gerodontology 2004; 21: 71-7.

12.Lang N, Araujo M, Karring T. Alveolar bone formation. En: Lindhe J, Karring T, Lang N (eds). Clinical Periodontology and Implant Dentistry. New York: Blackwell Munksgaard; 2003: 866-96.

13.Saffar JL, Lasfargues JJ, Cherruau M. Alveolar bone and the alveolar process: The socket that is never stable. Periodontology 2000 1997; 13: 76-90.

14.Aukhil I. Biology of wound healing. Periodontology 2000. 2000; 22: 44-50.

15.Polimeni G, Xiropaidis AV, Wikesjo UME. Biology and principles of periodontal wound healing-regeneration. Periodontology 2000 2006; 41: 30-47.

16.Minors DS. Haemostasis, blood platelets and coagulation. Anaesthesia and intensive care medicine 2007; 8: 214-6.

17.Davies J. Bone bonding at natural and biomaterial surfaces. Biomaterials 2007; 28: 5058-67.

18.Collen D, Lijnen HR. Baic and clinical aspects of fibrinolysis and thrombolysis. Blood 1991; 78: 3114-24.

19.Li WY, Huang EY, Kaartinen V, Warburton D, Tuan TL. Transforming growth factor-b3 affects plasminogen activator inhibitor-1 expression in fetal mice and modulates fibroblast-mediated collagen gel contraction. Wound Rep Reg 2006; 14: 516-25.

20.Dimitriou R, Tsiridis E, Giannoudis PV. Current concepts of molecular aspects of bone healing. Int J Care Injured. 2005; 36: 1392-1404.

21.Traini T, Assenza B, San Roman F, Thams U, Caputi S, Piattelli A. Bone microvascular pattern around loaded dental implants in a canine model. Clin Oral Invest. 2006; 10: 151-6.

22.Vanegas JC, Landínez NC, Garzón DA. Mecanobiología de la interfase hueso-implante dental. Rev Cubana Estomatol 2010; 47: 14-36.

23.Anselme K. Osteoblast adhesion on biomaterials. Biomaterials. 2000; 21: 667-81.

24.Ellingsen J, Thomsen P, Lyngstadaas P. Advances in dental implant materials and tissue regeneration. Periodontology 2000. 2006; 41: 136-56.

25.Albrektsson T, Wennerberg A. Oral implant surfaces: Part 1. Review focusing on topographic and chemical property surfaces and in vivo responses to them. Int J Prosthodont 2004; 17: 536-43.

26.Kasemo B, Lausmaa J. Selección del metal y características de la superficie. En: Branemark PI, Zarb GA, Albrektsson T. Prótesis tejido-integradas. La oseointegración en la odontología clínica. Barcelona: Quintessence 1999; 99-116.

27.Sykaras N, Iacopino M, Marker VA, Triplett RG, Woody RD. Implant materials, designs, and surface topographies: their effect on osseointegration. A literature review. Int J Oral Maxillofac Implants 2000; 15: 675-90.

28.Guizzardi S, Galli C, Martini D. Different Titanium Surface Treatment Influences Human Mandibular Osteoblast Response. J Periodontol 2004; 75: 273-282.

29.Albrektsson T, Wennerberg A. Oral implant surfaces: Part 2. Review focusing on clinical knowledge of different surfaces. Int J Prosthodont 2004; 17: 544-64.

30.Yamada M, Ueno T, Minamikawa H, Ikeda T, Nakagawa K, Ogawa T. Early-stage osseointegration capability of a submicrofeatured titanium surface created by microroughening and anodic oxidation. Clin Oral Implants Res 2013; 24: 991-1001.

31.Ahn S, Vang MS, Yang HS, Park SW, Lim HP. Histologic evaluation and removal torque analysis of nano- and microtreated titanium implants in the dogs. J Adv Prosthodont 2009; 1: 75-84.
32.Bowers KT, Keller JC, Randolph BA, Wick DG, Michaels CM. Optimization of surface micromorphology for enhanced osteoblast responses in vitro. Int J Oral Maxillofac Implants 1992; 7: 302-10.
33.Wennerberg A, Albrektsson T, Lausmaa J. Torque and histomorphometric evaluation of c.p. titanium screws blasted with 25- and 75 μm-sized particles of Al2O3. J Biomed Mater Res 1996; 30: 251–260.
34.Schwartz Z, Martin JY, Dean DD, Simpson J, Cochran DL, Boyan BD. Effect of titanium surface roughness on chondrocyte proliferation, matrix production, and differentiation depends on the state of cell maturation. J Biomed Mater Res 1996; 30: 145–155.
35.Rey J, Lareo L, Gutiérrez S, Godoy M. Fosfatasa alcalina (ALP) y Runx2 en cultivos de osteoblastos estimulados con campo eléctrico. Rev Fac Med 2012; 20: 14-20.
36.Orsini G, Assenza B, Scarano A, Piattelli M, Piattelli A. Surface analysis of machined versus sandblasted and acid-etched titanium implants. Int J Oral Maxillofac Implants 2000; 15: 779-84.
37.Fernández I, Alobera MA, Del Canto M, Blanco L. Bases fisiológicas de la regeneración ósea I. Histología y fisiología del tejido óseo. Med Oral Patol Oral Cir Bucal 2006; 11: 471-51.
38.Fernández I, Alobera MA, Del Canto M, Blanco L. Bases fisiológicas de la regeneración ósea II. El proceso de remodelado. Med Oral Patol Oral Cir Bucal 2006; 11: 151-7.
39.García-López S, González D, Wing H, Villanueva R. Evaluación de prostaglandina E2 en la inducción de resorción ósea en cultivos de

osteoblastos murinos estimulados con lipopolisacárido. Revista ADM 2008; 65: 200-205.
40.Rich A, Harris Ak. Anomalous preferences of cultured macrophages for hydrophobic and roug hened substrata. J Cell Sci 1981; 50: 1-7.
41.Chehroudi B, Gould TRL, Brunette DM. Titanium-coated micromachined grooves of different dimensions affect epithelial and connective tissue cells differently in vivo. J Biomed Mater Res 1990; 24: 1203-1219.
42.Chehroudi B, Gould TRL, Brunette DM. Effects of a grooved titanium coated implant surface on epithelial cell behaviour, in vitro and in vivo. J Biomed Mater 1992; 26: 302-310.
43.Brunette DM. The effects of implant surface topography on the behavior of cells. Int J Oral Maxillofac Implants 1988; 3: 231-246.
44.Wennerberg A, Albrektsson T, Johansson C, Andersson B. Experimental study of turned and grit-blasted screw-shaped implants with special emphasis on effects of blasting material and surface topography. Biomaterials 1996; 17: 15-22.
45.Wennerberg A. Bone Tissue Response to Commercially Pure Titanium Implants Blasted With Fine and Coarse Particles of Aluminum Oxide. Int J Oral Maxillofac Implants 1996; 11: 38-45.
46.Herrero-Climent M, Lázaro P, Vicente Rios J, Lluch S, Marqués M, Guillem-Martí J, Gil FJ. Influence of acid-etching after grit-blasted on osseointegration of titanium dental implants: in vitro and in vivo studies. J Mater Sci Mater Med 2013; 24: 2047-55.
47.Citeaua A, Guicheuxa J, Vinatiera C, Layrollea P, Nguyenb T, Piletc P, Daculsia G. In vitro biological effects of titanium rough surface obtained by calcium phosphate grid blasting. Biomaterials 2005; 26: 157–165.

48.Sul YT, Johansson C, Wennerberg A, et al. Optimum surface properties of oxidized implants for reinforcement of osseointegration: surface chemistry, oxide thickness, porosity, roughness, and crystal structure. Int J Oral Maxillofac Implants 2005; 20: 349-359.35.-
49.Sul YT, Kwon DH, Kang BS, et al. Experimental evidence for interfacial biochemical bonding in osseointegrated titanium implants. Clin Oral Implants Res 2013; 24: 8-19.
50.Fini M, Cigada A, Rondelli G, et al. In vitro and in vivo behaviour of Ca- and P-enriched anodized titanium. Biomaterials 1999; 20: 1587-1594.
51.Franco R de L, Chiesa R, Beloti MM, et al. Human osteoblastic cell response to a Ca- and P-enriched titanium surface obtained by anodization. J Biomed Mater Res Part A 2009; 88: 841–848.
52.Cecchinato F, Xue Y, Karlsson J, et al. In vitro evaluation of human fetal osteoblast response to magnesium loaded mesoporous TiO coating. J Biomed Mater Res Part A 2014; 102: 3862–3871.
53.Coelho PG, Lemons JE. Physico/chemical characterization and in vivo evaluation of nanothickness bioceramic depositions on alumina-blasted/acid-etched Ti-6Al-4V implant surfaces. J Biomed Mater Res Part A 2009; 90: 351-361.
54. Bonfante EA, Marin C, Granato R, et al. Histologic and biomechanical evaluation of alumina-blasted/acid-etched and resorbable blasting media surfaces. J Oral Implantol 2012; 38: 549-557.
55.Marin C, Granato R, Suzuki M, et al. Biomechanical and histomorphometric analysis of etched and non-etched resorbable blasting media processed implant surfaces: an experimental study in dogs. J Mech Behav Biomed Mater 2010; 3: 382-391.
56.Marin C, Granato R, Suzuki M, et al. Removal torque and histomorphometric evaluation of bioceramic gritblasted/acid-etched and

dual acid-etched implant surfaces: an experimental study in dogs. J Periodontol 2008; 79: 1942-1949.
57.Li HF, Wang YB, Zheng YF, Lin JP. Osteoblast response on Ti- and Zr-based bulk metallic glass surfaces after sand blasting modification. J Biomed Mater Res B Appl Biomater 2012; 100: 1721-8.
58.Aparicio C, Gil FJ, Planell JA. Human-osteoblast proliferation and differentiation on grit-blasted and bioactive titanium for dental applications. J Mater Sci Mater Med 2002; 13: 1105-11.
59.Arvidsson A, Sarve H, Johansson CB. Comparing and visualizing titanium implant integration in rat bone using 2D and 3D techniques. J Biomed Mater Res B Appl Biomater. 2014 Apr 8.
60.Calvo-Guirado JL, Satorres M, Negri B. Biomechanical and histological evaluation of four different titanium implant surface modifications: an experimental study in the rabbit tibia. Clin Oral Invest 2014; 18:1495-1505.
61.Gobbato L, Arguello E, Sanz I. Early bone healing around 2 different experimental, HA grit-blasted, and dual acid-etched titanium implant surfaces. A pilot study in rabbits. Implant Dent. 2012; 21: 456-60.
62.Sakso M, Jakobsen SS, Sakso H, Baas J. Acid etching and plasma sterilization fail to improve osseointegration of grit blasted titanium implants. Opn Orthop J 2012; 6: 376-82.
63.Tateishi T, Okamoto Y,Kinoshita K. Effects of implant surface on bone healing around titaniumscrew implantsin ovariectomized rats. Int J Oral Maxillofac Implats 2013; 29: 252-259.
64.Hansson S. The implant neck: Smooth or provided with retention elements. A biomechanical approach. Clin Oral Implants Res 1999; 10: 394-405.
65.Cooper LF. A role for surface topography in creating and maintaining bone at titanium endosseous implants. J Prosthet Dent 2000; 84: 522-534.

66.Wennerberg A, Albrektsson T. Effects of titanium surface topography on bone integration: A systematic review. Clin Oral Implants Res 2009; 20: 172-184.
67.Le Guehennec L, Goyenvalle E, Lopez-Heredia MA, Weiss P. Histomorphometric analysis of the osseointegration of four different implant surfaces in the femoral epiphyses of rabbits. Clin Oral Implants Res 2008; 19: 1103-10.
68.Rüger M, Gensior T, Herren C, Von Walter M. The removal of Al2O3 particles from grit-blasted titanium implant surfaces: Effects on biocompatibility, osseointegration and interfaces strength in vivo. Acta Biomaterialia 2010; 6: 2852-2861.
69.Cordioli G, Majzoub Z, Piattelli A, Scarano A. Removal torque and histomorphometric investigation of 4 different titanium surfaces: an experimental study in the rabbit tibia. Int J Oral Maxillofac Implants 2000; 15: 668-74.
70. Park J, Tennant M, Walsh LJ, Kruger E. Is there a consensus on antibiotic usage for dental implant placement in healthy patients? Aust Dent J. 2017. doi: 10.1111/adj.12535.
71.Butz F, Aita H, Wang CJ, Ogawa T. Harder and stiffer bone osseointegrated to roughened titanium. J Dent Res 2006; 85: 560-5.
72.Shalabi MM, Gortemarker A, Van´t Hof MA, Jansen JA, Creugers NHJ. Implant surface roughness and bone healing: a systematic review. J Dent Res 2006; 85: 496-500.
73.Gapski R, Wang HL, Mascareñas P, Lang NP. Critical review of immediate implant loading. Clin Oral Implant Res 2003; 14: 515-27.
74.Buser D, Schemk RK, Steinman S y cols. Influence of surface characteristics on bone integration of titanium implants. A

histomorphometric study in miniature pigs. J Biomed Mater Res 1991;25:889-902.
75.Misch CE, Wang HL, Misch CM, Sharawy M, Lemons J, Judy KWM. Rationale for the application of immediate load in implant dentistry: Part II. Implant Dent 2004; 13: 310-21.
76.Ibañez JC, Tahhan MJ, Zamar JA, Menendez AB, Juaneda AM, Zamar NJ, Monqaut JL. Immediate occlusal loading of double acid-etched surface titanium implants in 41 consecutive full-arch cases in the mandible and maxilla: 6-to 74 –months results. J Periodontol 2005; 76:1972-81.
77.Wei N, Bin S, Jing Z, Wei S, Yinggiong Z. Influence of implant surface topography on bone-regenerative potential and mechanical retention in the human maxilla and mandible. Am j Dent 2014; 27,3: 171-6.
78.Iezzi G, Vantaggiato G, Shibli JA, Fiera E, Falco A, Piatelli A, Perrotti V. Machined and sandblasted human dental implants retrieved after 5 years: a histologic and histomorphometric analysis of three cases. Quintessence Int 2012; 43, 4: 287-92.
79.Geckili O, Bilhan H, Bilgin T. A 24-week prospective study comparing the stability of titanium dioxide grit-blasted dental implants with and without fluoride treatment. Int J Oral Maxillofac Impl 2009; 24: 684-8.
80.Geckili O, Bilhan H, Mumcu E, Bilgin T. Three-year radiologic follow-up of marginal bone loss around titanium dioxide grit-blasted dental implants with and without fluoride treatment. Int J Oral Maxillofac Impl 2011; 26:319-24.
81.Warren P, Chaffee N, Felton D, Cooper L, A Retrospective Radiographic Analysis of Bone Loss Following Placement of TiO2 Grit–Blasted Implants in the Posterior Maxilla and Mandible. Int J Oral Maxillofac Impl 2002; 17: 399-404.

82.Velasco E, Fornés E, García A, García J, López J. La carga inmediata con implantes Microdent en el maxilar superior. I. Aspectos quirúrgicos. Av Periodon Implantol. 2007; 19, 1: 11-18.
83.Fornés E, Velasco E, García A, García J, Segura JJ. La carga inmediata con implantes Microdent en el maxilar superior. II. Aspectos prostodóncicos. Av Periodon Implantol. 2007; 19, 1: 19-24.
84.Velasco E, Pérez O, Pato J, Lorrio JM, Cruz JM. La expansión ósea en la implantología oral. Av Periodon Implantol. 2008; 20, 2: 95-101.
85.Velasco E, Pato J, García A, Lorrio JM, Cruz JM. El tratamiento con implantes en pacientes edéntulos totales mandibulares mediante rehabilitación fija. Av Periodon Implantol. 2007; 19, 3: 115-123.
86.Östman PO, Hellman M, Sennerby L. Ten years later. Results from a prospective single-centre clinical study on 121 oxidized (TiUnite™) Branemark implants in 46 patients. Clin Implant Dent Relat Res 2012; 14: 852-60.
87.Degidi M, Nardi D, Piattelli A. 10-Year follow-up of immediately loaded implants with TiUnite™ porous anodized surface. Clin Implant Dent Relat 2012; 14: 828-38.
88. Velasco E, Monsalve-Guil L, Jiménez A, Ortiz I, Moreno-Muñoz J, Nuñez-Marquez E, Pegueroles M, Pérez RA, Gil FJ. Importance of the roughness and residual stresses of dental implants on fatigue and osseointegration behavior. *In vivo* study in rabbits. J Oral Impl 2016; 42: 469-476.
89. Velasco-Ortega E, Alfonso-Rodríguez CA, Monsalve-Guil L, España-López A, Jiménez-Guerra A, Garzón I, Alaminos M, Gil FJ. Relevant aspects in the surface properties in titanium dental implants for the cellular viability. Mater Sci Eng C 2016; 64: 1–10.

90.Shibata Y, Tanimoto Y. A review of improved fixation methods for dental implants. Part I: Surface optimization for rapid osseointegration. J Prosth Res 2015; 59:20-33.
91. Shibata Y, Tanimoto Y, Maruyama N, Nagakura M. A review of improved fixation methods for dental implants. Part II: Biomechanical integrity at bone–implant interface. J Prosth Res 2015; 59:84-95.
92. Duraccio D, Mussano F, Faga MG. Biomaterials for dental implants: current and future trends. J Mater Sci 2015; 50:4779–4812.
93. Aparicio C, Padrós A, Gil FJ. *In vivo* evaluation of microrough and bioactive Titanium dental implants using histometry and pull-out tests. J Mech Behav Biomed Mater 2011; 4:1672–1682.
94. Boyan BD, Cheng A, Olivares-Navarrete R, Schwartz Z. Implant surface design regulates mesenchymal stem cell differentiation and maturation. Adv Dent Res 2016; 28:10–17.
95. Conserva E, Menini M, Ravera G, Pera P. The role of surface implant treatments on the biological behavior of SaOS-2 osteoblast-like cells. An in vitro comparative study. Clin Oral Impl Res 2013; 24: 880–889
96. Eroglu CN, Ertugrul AS, Eskitascioglu M, Eskitascioglu G. Changes in the surface of bone and acid-etched and sandblasted implants following implantation and removal. Eur J Dent 2016;10:77-81.
97.Guo CY, Tang ATH, Tsoi JKH, Matinlinnan JP. Effects of different blasting materials on charge generation and decay on titanium surface after sandblasting. J Mech Behav Biomed Mater 2014; 32: 145-154.
98. Hirano T, Sasaki H, Honma S, Furuya Y, Miura T, Yajima Y, Yoshinari M. Proliferation and osteogenic differentiation of human

mesenchymal stem cells on zirconia and titanium with different surface topography. Dent Mater J 2015; 34: 872–880.

99. Olivares-Navarrete R, Hyzy SL, Berg ME, Schneider JM, Hotchkiss K, Schwartz Z, Boyan BD. Osteoblast lineage cells can discriminate microscale topographic features on titanium–aluminum–vanadium surfaces. Ann Biomed Eng 2014; 42: 2551–2561.

100. Asociación Española de Normalización y Certificación. Ensayo de fatiga para implantes dentales endoóseos. UNE-EN ISO 14801. Madrid: Aenor. 2008.

101. Wennerberg A, Albrektsson T. Suggested guidelines for the topographic evaluation of implant surfaces. Int J Oral Maxillofac Implants 2000; 15: 331–344.

102. Alla RK, Ginjupalli K, Upadhya N, Shammas M, Ravi RK, Sekhar R. Surface roughness of implants: A review. Trends Biomater Artif Organs 2011; 25:112-118.

103. Le Guéhennec L, Soueidan A, Layrolle P, Amouriq Y. Surface treatments of titanium dental implants for rapid osseointegration. Dent Mater 2007; 23: 844–854.

104. Mendonça G, Mendonça DBS, Aragao FJ, Cooper LF. Advancing dental implant surface technology--from micron- to nanotopography. Biomaterials 2008;29:3822-3835.

105. Jimbo R, Sotres J, Johansson C, Breding K, Currie F, Wennerberg A. The biological response to three different nanostructures applied on smooth implant surfaces. Clin Oral Impl Res 2011; 22:1-7.

106. Meirelles L, Arvidsson A, Albrektsson T, Wennerberg A. Increased bone formation to unstable nano rough titanium implants. Clin Oral Implants Res 2007;18:326-332.

107. Wennerberg A, Svanborg LM, Berner S, Andersson M. Spontaneously formed nanostructures on titanium surfaces. Clin Oral Impl Res 2013; 24: 203–209.

108. Aparicio C, Padrós A, Gil FJ. *In vivo* evaluation of micro-rough and bioactive titanium dental implants using histometry and pull-out tests. J Mech Behav Biomed Mater 2011; 4: 1672-1682.

109. Brunette DM. The effects of implant surface topography on the behavior of cells. Int J Oral Maxillofac Implants 1988; 3: 231–246.

110. Groessner-Schreiber B, Tuan RS. Enhanced extracellular matrix production and mineralization by osteoblasts cultured on titanium surfaces in vitro. J Cell Sci 1992;101(Pt 1):209–217.

111. Thalji G, Cooper LF. Molecular assessment of osseointegration in vitro: a review of current literature. Int J Oral Maxillofac Implants 2014; 29: 171-199.

112. Zhuang LF, Jiang HH, Qiao SC, Appert C, Si MS, Gu YX, Lai HC. The roles of extracellular signal-regulated kinase 1/2 pathway in regulating osteogenic differentiation of murine preosteoblasts MC3T3-E1 cells on roughened titanium surfaces. J Biomed Mater Res A 2012; 100:125–133.

113. Thor A, Rasmusson L, Wennerberg A, Thomsen P, Hirsch JM, Nilsson B, Hong J. The role of whole blood in thrombin generation in contact with various titanium surfaces. Biomaterials 2007; 28:966–974.

114. Webster GA, Ezeilo AN. 2001. Residual stress distributions and their influence on fatigue lifetimes. Int J Fatigue 2001; 23:S375-S383.

115. Gil FJ, Espinar E, Llamas JM, DDS, Sevilla P. Fatigue life of bioactive titanium dental implants treated by means of grit-blasting and thermo-chemical treatment. Clin Impl Dent Relat Res 2014; 16: 273-281.

116. Pazos L, Corengia P, Svobodac H. Effect of surface treatments on the fatigue life of titanium for biomedical applications. J Mech Behav Biomed Mater 2010; 3: 416-424.
117.Wagner L. Mechanical surface treatments on titanium, aluminum and magnesium alloys. Mater Sci Eng A 1999; 263:210-216.
118. Gil FJ, Planell JA, Padrós A, Aparicio C. The effect of shot blasting and heat treatment on the fatigue behavior of titanium for dental implant applications. Dent Mater 2007; 23: 486-491.
119.Coray R, Zeltner M, Ozcann M. Fracture strength of implant abutments after fatigue testing: A systematic review and a meta-analysis. J Mech Behav Biomed Mater 2016; 62: 333-346.
120. Guazzato M, Quach L, Albakry M, Swain MV. Influence of surface and heat treatments on the flexural strength of Y- TZP dental ceramic. J Dent 2005; 33: 9–18.
121. Kelly JR, Benetti P, Rungruanganunt P, Bona AD. The slippery slope – critical perspectives on *in vitro* research methodologies. Dent Mater 2012; 28: 41–51.
122. Baldissara P, Ozcan M, Melilli D,Valandro LF. Effect of cyclic loading on fracture strength and microleakage of a quartz fiber dowel with different adhesive, cement and resin core material combinations. Min Stomatol 2010; 59:407–414.
123. Niinomi M. Mechanical biocompatibilities of titanium alloys for biomedical applications. J Mech Behav Biomed Mater 2008; 1: 30-42.
124. Laheurte P, Prima F, Eberhardt A, Gloriant T, Wary M, Patoor E. Mechanical properties of low modulus β titanium alloys designed from the electronic approach. J Mech Behav Biomed Mater 2010; 3: 565-573.
125. Gil FJ, Padrós A, Manero JM, Aparicio C, Nilsson M, Planell JA. Growth of bioactive surfaces on titanium and its alloys for orthopaedic and

dental implants. Mater Sci Eng C 2002; 22:53–60.
126. Zipprich H, Weigl P, Lange B, Lauer HC. Micromovements at the implante-abutment interface: Measurement, causes and consequences. Implantologie 2007; 15: 31-46.
127. Elias CN, Rocha FA, Nascimento AL, Coelho PG. Influence of implant shape, surface morphology, surgical technique and bone quality on the primary stability of dental implants. J Mech Behav Biomed Mater 2012; 16: 169-180.
128. Bordin D, Bergamo ETP, Fardin VP, Coelho PG, Bonfante EA. Fracture strength and probability of survival of narrow and extra-narrow dental implants after fatigue testing: In vitro and in silico analysis. J Mech Behav Biomed Mater 2017; 71: 244-249.
129. Castro CG, Zancopé K, Veríssimo C, Soares CJ, Neves FD. Strain analysis of different diameter Morse taper implants under overloading compressive conditions. Braz Oral Res 2015; 29:1-6.
130. Faria ACL, Rodrigues RCS, Claro APRA, de Mattos MGC, Ribeiro RF. Wear resistance of experimental titanium alloys for dental applications. J Mech Behav Biomed Mater 2011; 4: 1873-1879.

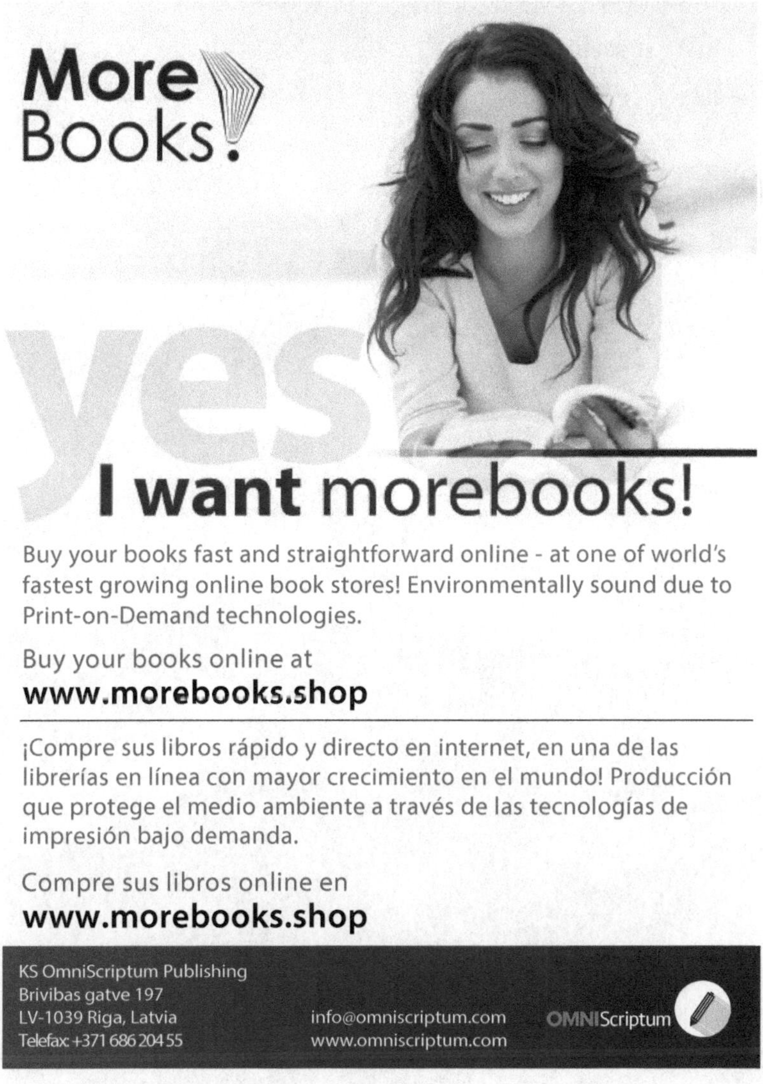
More Books!
yes
I want morebooks!
Buy your books fast and straightforward online - at one of world's fastest growing online book stores! Environmentally sound due to Print-on-Demand technologies.
Buy your books online at
www.morebooks.shop
¡Compre sus libros rápido y directo en internet, en una de las librerías en línea con mayor crecimiento en el mundo! Producción que protege el medio ambiente a través de las tecnologías de impresión bajo demanda.
Compre sus libros online en
www.morebooks.shop
KS OmniScriptum Publishing
Brivibas gatve 197
LV-1039 Riga, Latvia
Telefax: +371 686 204 55
info@omniscriptum.com
www.omniscriptum.com
OMNIScriptum

FSC
www.fsc.org
MIX
Papier | Fördert
gute Waldnutzung
FSC® C083411

Kolibri 360 GmbH
Ferdinand-Jühlke-Straße 7
99095 Erfurt, Deutschland
produktsicherheit@kolibri360.de

Druck:
CPI Druckdienstleistungen GmbH
im Auftrag der
Kolibri 360 GmbH
Ferdinand-Jühlke-Str. 7
99095 Erfurt